Sameera Khan
Malay Kumar Baranwal
Saad Shamim Ahmed Khan

Marcadores de neoplasias orais

Sameera Khan
Malay Kumar Baranwal
Saad Shamim Ahmed Khan

Marcadores de neoplasias orais

Marcadores de neoplasias

ScienciaScripts

Imprint

Cover image: www.ingimage.com

This book is a translation from the original published under ISBN 978-620-2-00511-1.

Publisher:
Sciencia Scripts
is a trademark of
Dodo Books Indian Ocean Ltd. and OmniScriptum S.R.L publishing group

120 High Road, East Finchley, London, N2 9ED, United Kingdom
Str. Armeneasca 28/1, office 1, Chisinau MD-2012, Republic of Moldova, Europe
Printed at: see last page
ISBN: 978-620-7-78698-5

Índice:

INTRODUÇÃO

O crescimento descontrolado das células é intrínseco à tumorigénese e o desenvolvimento de um tumor é um processo em várias fases, envolvendo várias aberrações genéticas. Trata-se de uma perturbação do crescimento e do comportamento celular, mas a sua causa última tem de ser definida a nível celular e molecular. Este estudo do tumor é frequentemente designado por "ONCOLOGIA". Em oncologia, a divisão dos tumores em benignos e malignos é importante e baseia-se no potencial comportamento clínico e histológico da neoplasia.

Diz-se que um tumor é benigno quando as suas características microscópicas e macroscópicas são consideradas relativamente inocentes, o que implica que permanecerá localizado, passível de excisão cirúrgica local e que o doente geralmente sobrevive. Os tumores malignos são coletivamente designados por "cancros", derivado da palavra latina "CRAB". Maligno, quando aplicado a uma neoplasia, implica que a lesão pode invadir, destruir o tecido adjacente e espalhar-se para locais distantes, causando a morte. Apesar de a cavidade oral ser examinada por rotina e com relativa frequência, a maioria dos novos casos de cancro interposicional só é descoberta quando se torna sintomática. Mais de 60% destes cancros encontram-se em fase avançada quando são detectados pela primeira vez e o tratamento é frequentemente dececionante. Estudos epidemiológicos recentes mostraram que o cancro oral é o quinto cancro mais comum e representa aproximadamente 5% dos tumores malignos na população dos países desenvolvidos. No entanto, em algumas regiões do Sudeste Asiático, é o cancro mais comum, representando até 50% dos tumores malignos. Em geral, é possível obter uma taxa de sobrevivência de 50% aos 5 anos, embora alguns locais anatómicos estejam associados a um prognóstico menos favorável do que outros. O tratamento destes doentes continua a constituir um desafio devido à diversidade do comportamento do tumor. A morte nestes doentes resulta geralmente da incapacidade de controlar a lesão primária ou de metástases para os gânglios linfáticos cervicais ou ambos. O prognóstico destes doentes depende de uma série de factores que podem ser enumerados da seguinte forma:[1] estádio da doença no momento da deteção. O carcinoma do lábio inferior tende a tornar-se clinicamente óbvio numa fase mais precoce, ao passo que as lesões inacessíveis para exame direto, como as da base da língua ou da região amigdalina, tornam-se sintomáticas muito tardiamente e, por conseguinte, têm um prognóstico menos favorável[3]. [4] Grau histopatológico da lesão; por exemplo, o carcinoma de células escamosas bem diferenciado tem um melhor prognóstico do que o carcinoma de células escamosas pouco diferenciado. Assim, uma identificação mais precoce e mais exacta do tumor ou das lesões com potencial para a formação de tumor pode contribuir significativamente para a diminuição da mortalidade e da morbilidade. Por conseguinte, este é o passo mais importante para curar estas doenças terríveis e potencialmente fatais.

Os passos **de rotina** envolvidos no diagnóstico de lesões orais são os seguintes;

[1] História pormenorizada

[2] Exame cuidadoso

- Geral
- Local
- Estado dos gânglios linfáticos

[3] Investigações adequadas: radiografias, hemograma

[4] Biópsia: para confirmação do diagnóstico clínico

No entanto, a patologia por si só é altamente insatisfatória do ponto de vista da

- Previsão do comportamento clínico.
- Decidir o plano de tratamento.
- Controlo e acompanhamento
- Diagnóstico de metástases

Assim, nos últimos anos, foram feitas muitas tentativas para ultrapassar as deficiências do exame histopatológico através da descoberta de métodos avançados, que vão para além da simples histologia microscópica ligeira. Vários métodos avançados na avaliação de lesões da mucosa oral são;

[1] Histoquímica

[2] Imunohistoquímica

[3] Hibridação in situ
[4] Microscopia eletrónica
[5] Citometria de fluxo

Nos últimos anos, tem havido uma série de abordagens científicas ao problema das lesões pré-cancerosas com o objetivo de estabelecer uma base bioquímica mais fundamental para a sua compreensão. Durante a última década, o papel dos marcadores tumorais tem atraído cada vez mais a atenção dos investigadores, pois parecem desempenhar um papel importante nos mecanismos moleculares da carcinogénese. A procura de tais marcadores de potencial malignidade tem sido um dos principais objectivos da patologia oral, uma vez que é necessário identificar as lesões potencialmente malignas que irão realmente progredir para malignidade da maioria que não o fará.

Capítulo 1
MARCADORES DE TUMORES

Definição:

Os marcadores **tumorais** são definidos como as substâncias biológicas sintetizadas e libertadas pelas células tumorais ou produzidas pelo hospedeiro em resposta à presença de tecido canceroso. **[ALEN KAPLAN]**

São os indicadores bioquímicos da presença de um tumor. O termo refere-se normalmente a uma molécula que pode ser detectada na saliva, no soro, nas membranas celulares e no citoplasma. Uma variedade de substâncias, incluindo enzimas, hormonas, antigénios e proteínas, podem ser designadas como marcadores tumorais.

Não podem ser utilizados como modalidades primárias de diagnóstico do cancro, sendo a sua principal utilidade a confirmação do diagnóstico e a monitorização do prognóstico durante o acompanhamento.

Breve historial dos marcadores tumorais:

O primeiro marcador tumoral identificado por meios laboratoriais foi a proteína de BENCE JONES em 1846. A segunda era dos marcadores tumorais começou em 1963 com a descoberta da alfa-fetoproteína por GARRI ABELEV no soro de ratinhos com hepatoma. Mais tarde, Tartarino relatou a mesma descoberta em humanos com carcinomas hepatocelulares. É a principal proteína sérica do feto, produzida no fígado fetal, no saco vitelino e no trato gastrointestinal. No adulto normal, os níveis séricos são de 1-25mg/ml, enquanto no feto de 12 semanas os níveis atingem um pico de 3mg/ml. Em doentes com doenças hepáticas benignas, verifica-se uma elevação da AFP de 40 a 500 mg/ml. Se o nível for superior a 1000 mg/ml, é diagnóstico de carcinoma hepatocelular.[4] A elevação da AFP foi observada em doenças metastáticas do fígado.[5]

Depois, em 1965, GOLD & FREEDMAN descobriram outro marcador tumoral, o antigénio carcinoembrionário, em doentes com adenocarcinoma do cólon. Trata-se de uma glicoproteína de superfície celular normal que se encontra no intestino, no pâncreas e no fígado do feto nos dois primeiros trimestres de gestação. Em indivíduos normais, aparecem quantidades muito pequenas na circulação. Níveis elevados de CEA são encontrados numa variedade de neoplasias benignas e malignas. A elevação dos níveis de CEA foi descrita em cancros do trato gastrointestinal, do pâncreas e da mama.[6] O CEA é um correlato interessante, mas em grande parte irrelevante, do prognóstico e da atividade da doença. Na melhor das hipóteses, um nível elevado de CEA pode levar a uma procura mais diligente de doença metastática.

Características de um marcador tumoral ideal

A] Deve ser produzido pelas células tumorais e ser facilmente detectado nos fluidos corporais

B] Deve estar presente com suficiente frequência e suficientemente cedo no desenvolvimento de uma doença maligna para ser útil no rastreio desse cancro.

C] Não deve estar presente na saúde ou em doenças benignas.

D] A quantidade de MT deve refletir diretamente o volume de malignidade e ser detetável mesmo quando não há evidência de tumor.

E] Deve permitir a deteção de recidivas e metástases precoces.

F] O nível de MT deve estar correlacionado com os resultados da terapia anticancerígena.

Até à data, nenhum marcador tumoral preenche todos estes critérios.

Factores que afectam o aumento do nível de marcadores tumorais:

1] Número de células produtoras de marcadores.

2] Taxa de síntese do marcador.

3] Taxa de excreção pela via normal.

Não desaparecerão imediatamente após a remoção total do tumor. O nível dos marcadores tumorais em qualquer altura após um tratamento eficaz está relacionado com o seu nível original antes do tratamento e com a taxa de degradação fisiológica.

Índices:

São descritos quatro índices fundamentais para a avaliação e interpretação dos testes de diagnóstico, que são os seguintes

A) Sensibilidade
B} Especificidade
C} Exatidão preditiva positiva
D} Exatidão preditiva negativa

A] Sensibilidade:

É a probabilidade de um indivíduo que tem a doença que está a ser avaliada ter um resultado positivo num determinado teste.

$$= \frac{\text{No. Of true positive cases}}{\text{No. of [true positive + false negative] cases}}$$

Por conseguinte, a sensibilidade

B] Especificidade:

É a probabilidade de um indivíduo que não tem uma doença ter um resultado negativo no teste.

$$= \frac{\text{No. of true negative cases}}{\text{No. Of [true negative + false positive] cases}}$$

Por conseguinte, a especificidade

C] Precisão preditiva positiva:

É a probabilidade de um indivíduo com um resultado positivo no teste ter, de facto, a doença.

$$= \frac{\text{No. Of true positive cases}}{\text{No. of [true positive + false positive] cases}}$$

Por conseguinte, o PPA

D] Exatidão preditiva negativa:

É a probabilidade de o doente com um resultado de teste negativo estar efetivamente livre de doença.

$$\frac{\text{No. of true negative cases}}{\text{No. of [true negative + false negative] cases}}$$

Por conseguinte, NPA =

A exatidão preditiva positiva e negativa é influenciada em muito maior grau pela prevalência da doença.

A interpretação da sensibilidade e especificidade do marcador depende da situação em que é aplicado, bem como da questão clínica a que se pretende dar resposta.

Quando a prioridade é fazer o diagnóstico ou confirmar a doença, a especificidade do teste é da maior importância e os resultados falsos positivos devem ser evitados. Quando a especificidade é suficientemente elevada, o PPA atingirá o seu valor mais elevado.

Quando o objetivo principal do teste é excluir ou descartar a doença, a sensibilidade é mais importante e a prevenção de resultados falsos negativos tem prioridade. O NPA será maximizado quando a sensibilidade for suficientemente elevada.

"A **menos que um marcador tenha um valor preditivo que se aproxime da unidade, não se pode confiar nele para o diagnóstico, excluindo outros dados."**

Infelizmente, poucos ou nenhuns dos actuais marcadores cumprem este critério.

Capítulo 2

CLASSIFICAÇÃO

A] De acordo com **Scully** e **Burkhardt**, os marcadores tumorais são classificados como;

1} MARCADORES DE SUPERFÍCIE CELULAR

a. Hidratos de carbono; nomeadamente antigénios de grupos sanguíneos.
b. Antigénio do carcinoma escamoso.
c. Antigénios de histocompatibilidade
d. Factores de crescimento e receptores.

2} *MARCADORES INTRACELULARES*

a. Citoqueratinas
b. Filagrina
c. Involucrina
d. Proteínas desmossómicas.
e. Antigénio do carcinoma17 ,13.
f. Marcadores de proliferação
g. Oncogenes / Antioncogenes.
h. Produtos do ácido araquidónico
i. Enzimas

3} MARCADORES DA MEMBRANA BASAL

a. Laminina
b. Colagénio IV
c. Perlecan

4} *MARCADORES DE MATRIZ*

a. Tenascina
b. Fibronectina

5} *MARCADORES DE SÉRIE*

a. Antigénios oncofetais
b. Hormonas ectópicas
c. Proteínas placentárias
d. Proteínas do soro

B} De acordo com **Bancroft, Enzinger** e **Richard,** são fornecidos marcadores **mais** específicos que estão de acordo com a célula de origem dos tumores;

1} *MARCADORES EPITELIAIS*

a. Citoqueratinas
b. Antigénio da membrana epitelial
c. Antigénio carcinoembrionário
d. Enamelina / Amelogenina
e. HMB-45

2} MARCADOR DE TECIDO CONJUNTIVO

Vimentina

3} MARCADORES MUSCULARES

a. Desmina
b. Actina muscular
c. Miogenina
d. Myodi

4} *MARCADORES ENDOTELIAIS*

a. Antigénio relacionado com o fator VIII
b. CD 31
c. CD 34

d. Podoplanina
e. Fator de crescimento endotelial vascular

5} MARCADORES NEURAIS

a. Proteína S100
b. CD 57
c. Enolase específica dos neurónios
d. Proteína de neurofilamento
e. Proteína ácida fibrilar glial
f. Recetor do fator de crescimento nervoso

6} MARCADORES NEUROENDÓCRINOS

a. Sinaptofisina
b. Cromogranina

7} MARCADORES LINFÓIDES

a. Marcador linfoide de células T
   - CD3
   - CD43
   - CD 45-RO
b. Marcador linfoide de células B
   - CD 20
   - CD 79a
   - CD 45-RA
   - CD 10
c. Linfoma de Hodgkin
   - CD 15
   - CD 30
   - CD 45-RA
   - - CD 20
d. Linfoma anaplásico de grandes células
   - CD 30
   - Alk-1

8} MARCADORES APOPTÓTICOS

a. Família Bcl-2
b. P 53

9} MOLÉCULAS DE ADESÃO CELULAR

a. Caderinas
b. Selecções
c. Integrinas
d. Síndicos
e. Moléculas de adesão independentes do cálcio

10} MARCADORES DE OSSOS

a. CD 99
b. Osteocalcina
c. Fosfatase alcalina
d. Proteína morfogénica óssea

11} MARCADORES DE TUMORES METASTÁTICOS

a. Ck 7 e Ck 20
b. Villin

Capítulo 3

MARCADORES DE SUPERFÍCIE CELULAR

1] CARBOIDRATOS:

Um hidrato de carbono de superfície celular serve de diferenciação e desenvolvimento

marcadores característicos de diferentes tipos de células e tecidos. A expressão destes antigénios de hidratos de carbono é frequentemente alterada de forma significativa nos tumores, particularmente nos que surgem de tecidos epiteliais. Existem variações regionais nos hidratos de carbono da superfície celular no epitélio oral normal, mas a malignidade está associada à síntese de novos hidratos de carbono, à eliminação de estruturas complexas e à acumulação de precursores. A identificação de tais alterações da superfície celular pode, assim, constituir a base para a utilização de antigénios de hidratos de carbono como **marcadores tumorais.**[9]

Recentemente, os hidratos de carbono da superfície celular têm suscitado grande interesse, porque essencialmente todos os cancros humanos apresentam alterações na síntese de muitas destas estruturas. Estão ligados a lípidos ou proteínas na superfície exterior da membrana celular e são construídos de forma gradual por adição de MONOSSACÁRIDOS. Cada etapa é catalisada por uma única e diferente "glicosiltransferase".

Os estudos de hidratos de carbono em tumores malignos efectuados em 1929 por Hertfield e por Thomson em 1930 foram os primeiros a demonstrar alterações. Embora a glicosilação da superfície celular varie com o tipo de célula e de tecido, as alterações relacionadas com a malignidade têm alguns temas comuns, que são

A] Síntese incompleta com ou sem acumulação de precursores.

B] Neo-síntese que envolve a adição de novos resíduos de glicosilo.

Aqui, discutimos 2 tipos de hidratos de carbono de superfície celular, que têm um elevado valor de diagnóstico.

a. Antigénio do grupo sanguíneo ABH;

Os antigénios dos grupos sanguíneos do sistema ABO e Lewis são hidratos de carbono de superfície celular. Encontram-se nas células epiteliais de vários tecidos, incluindo a mucosa oral. A distribuição dos antigénios depende de dois factores: o fundo genético da pessoa e o tipo de diferenciação epitelial. As alterações mais frequentemente observadas nas células tumorais são;

1] Perda de antigénios de grupos sanguíneos com acumulação de estrutura precursora.

2] A expressão de estruturas de antigénios de hidratos de carbono é normalmente limitada a células de determinadas fases de desenvolvimento.

A distribuição do antigénio A do grupo sanguíneo no carcinoma oral de células escamosas de pessoas do grupo sanguíneo A mostrou que o antigénio A está ausente das células tumorais, mas é observado em células espinhosas normais adjacentes ao tecido tumoral. A perda do antigénio A é acompanhada pela acumulação do antigénio precursor imediato "H". Este antigénio, que no epitélio normal é observado na camada de células parabasais, está presente em quase todas as células do epitélio displásico. Isto indica que as células estão congeladas numa fase de maturação.[11] Curiosamente, verificou-se que algumas leucoplasias com tais alterações, mas sem displasia segundo os critérios convencionais, evoluíram posteriormente para carcinomas. Isto sugere que as alterações dos hidratos de carbono da superfície celular podem ter um valor preditivo na transformação maligna.

A maior parte das células tumorais não possui o antigénio "H", mas são expressos antigénios "H" modificados [le x e le y]. Verifica-se que está positivamente correlacionado com o comportamento clínico agressivo dos tumores, metástases e mau prognóstico. Curiosamente, foram observadas alterações semelhantes durante a migração epitelial na cicatrização de feridas, indicando que tais alterações são sinal de um aumento da locomoção celular, que é um requisito essencial para a invasão e as metástases.

Métodos de estudo dos hidratos de carbono da superfície celular;

A) Lectinas

B) Anticorpos monoclonais

As lectinas são glicoproteínas com capacidade para se ligarem a hidratos de carbono, em especial os da membrana celular. A histoquímica das lectinas é um método útil para identificar resíduos de hidratos de carbono em secções histológicas. O método da lectina-antilectina combinado com a técnica PAP foi utilizado em secções fixadas em formalina e incluídas em parafina. Foram estudadas três Lectinas tanto em mucosa oral normal e displásica como em carcinoma de células escamosas.

Vantagens;

- Como um excelente auxiliar na avaliação objetiva da graduação displásica e na deteção precoce da evidência histológica de malignidade epitelial oral.
- Pode fornecer informações sobre a diferenciação citoplasmática do epitélio escamoso.

Limitações:

- Problemas na interpretação do sítio de ligação efetivo.
- A especificidade das lectinas nem sempre é elevada; podem ocorrer reacções falsas positivas e negativas.
- Alguns estudos mostraram que a reação negativa para o antigénio "H" no carcinoma de células escamosas é oposta às ligações UEA, enfatizando assim a localização do antigénio "H".

Os anticorpos MONOCLONAIS desenvolvidos contra antigénios de grupos sanguíneos são amplamente utilizados em vez da UEA-1. São certamente superiores às lectinas para a identificação de antigénios de grupos sanguíneos.

b. <u>Carbohidratos de THOMSEN-FRIEDENRIECH</u>

O antigénio Thomsen-Friedenriech [antigénio T] é um hidrato de carbono, que é transportado na mesma proteína que o sistema de antigénio do grupo sanguíneo humano MN nos eritrócitos. O antigénio Tn é um precursor de T neste sistema. A forma sialosil-T encontra-se nas superfícies celulares das células epiteliais basais e de algumas células parabasais do epitélio oral normal. Em contrapartida, os hidratos de carbono menos maduros Tn e sialosil-Tn encontram-se no citoplasma de algumas células espinhosas, mas não nas células basais.[9]

No epitélio oral displásico, a expressão de T nas células basais desaparece e, inversamente, a expressão de sialosil-Tn estende-se às células basais. As alterações nestes hidratos de carbono aumentam com o aumento da gravidade da displasia, mas não são específicas de uma lesão potencialmente maligna.

<u>Importância biológica das alterações nos hidratos de carbono de superfície:</u>

1] As estruturas de hidratos de carbono que estão intimamente relacionadas com o antigénio H também são observadas nos carcinomas orais. Estas incluem a sialosil N-acetilactosamina e duas estruturas Le x e Le y. Quando estas estruturas são observadas nos tumores, estão frequentemente presentes na maioria das células tumorais, em contraste com o epitélio normal, onde se encontram apenas em fases específicas de diferenciação.[10] Por exemplo: a sialosil N-acetilactosamina nas células basais do epitélio normal encontra-se na maioria das células dos tumores. Estas estruturas, embora fortemente expressas nos tumores, não representam antigénios "específicos" do tumor, uma vez que a mesma estrutura se encontra no epitélio normal. Mas como a distribuição histológica e o grau de expressão são diferentes nos tumores, podem ser marcadores úteis do desenvolvimento tumoral.[11]

2] O número de células positivas do grupo sanguíneo "H" na parte invasiva profunda do tumor correlaciona-se positivamente com uma taxa de sobrevivência de 5 anos mais elevada e actua como um fator de prognóstico.

3] Uma vez que os antigénios "H" são expressos no epitélio estratificado normal, a presença de células "H" positivas num tumor pode indicar que o tumor manteve algum grau de diferenciação e, por conseguinte, tem um melhor prognóstico.[13]

4] A alteração da glicosilação que é evidente em lesões orais pré-malignas e malignas pode constituir a base para o desenvolvimento de abordagens para utilização no diagnóstico de malignidade oral.

5] Durante a cicatrização de feridas, observam-se alterações semelhantes, mas nesse caso faz parte de um processo controlado e volta ao normal com a conclusão da cicatrização, mas nos tumores essas alterações são permanentes.

6] O antigénio sialosil-Tn não é detectado nas células basais do epitélio normal, mas foi detectado em células basais não malignas adjacentes a carcinomas orais, em lesões hiperplásicas de candidíase e na epiderme psoriática. Isto levou à sugestão de que está relacionado com o aumento da atividade proliferativa no tecido que, secundariamente, aumenta o risco de desenvolvimento maligno na lesão pré-maligna.

Limitações:

Os principais problemas na utilização de hidratos de carbono como marcador estão relacionados com:

a. A influência genética na expressão de antigénios de hidratos de carbono em tecidos normais.
b. A expressão da variante está relacionada com a diferenciação epitelial normal.

Estudos recentes demonstraram que a perda de antigénios A ou B se deve à falta de expressão das glicosiltransferases A/B ou resulta de uma competição entre diferentes glicosiltransferases por substratos comuns. Como o desenvolvimento do tumor leva principalmente à deleção de glicosiltransferases A/B, que está apresentando epitélio normal em todos os indivíduos A/B.[12] As limitações acima referidas podem ser ultrapassadas através do estudo da distribuição das enzimas em vez do antigénio, uma vez que a expressão das enzimas depende apenas de um gene.[14, 15] Assim, podemos obter informações mais específicas sobre os mecanismos genéticos que levam a alterações dos hidratos de carbono em relação ao desenvolvimento precoce do tumor na mucosa oral.

11] ANTIGÉNIO DO CARCINOMA ESCAMOSO:

Foram descritos vários antigénios do carcinoma escamoso, mas não estão completamente estudados na neoplasia oral maligna. Os antigénios estudados são os seguintes;

1} Antigénio Ca-1: É uma glicoproteína de superfície celular que se encontra nas células malignas, mas que não existe nas células normais. Foi desenvolvido um anticorpo IgM que reconhece este antigénio. Investigadores anteriores referiram que o Ab Ca-1 consegue distinguir lesões malignas de lesões não malignas. Exceção - tumores do SNC, carcinoma da próstata, alguns linfomas ou sarcomas. A reação mais fraca do anticorpo Ca-1 ocorreu no carcinoma do cólon. O tecido normal não mostrou ligação ao anticorpo.

Limitações;

Outros estudos demonstraram que o Ca-1 Ab não reage de forma consistente com o antigénio Ca 1 e, infelizmente, também se encontra em lesões não malignas. Assim, não é muito fiável na distinção de lesões malignas e, por conseguinte, não pode ser classificado como específico do tumor ou associado ao tumor e tem pouco valor.

2} Antigénio TA-4:

É um dos marcadores tumorais que pode ser definido como substância produzida por células tumorais ou, pelo menos, intimamente associada à sua presença e aplicada como parâmetro de diagnóstico, tratamento e prognóstico de tumores malignos. Encontra-se nos carcinomas escamosos e no soro que precede a recorrência. Nos últimos anos, o nível sérico de SCC- Ag tem sido aplicado como parâmetro de diagnóstico e monitorização de doentes com cancro oral. Encontra-se especificamente na circulação de pacientes com carcinoma de células escamosas e nunca foi encontrado em pacientes sem cancro.

Método utilizado: o nível sérico de SCC-Ag foi medido utilizando a técnica de radioimunoensaio e as amostras de tecido dos doentes foram coradas com anticorpo monoclonal;

N.º Sr.	Órgão envolvido	% de resultados positivos
1.	CEC oral	63.3%

2.	CEC do colo uterino	53.6%
3.	CEC do pulmão	49%

Imuno-histologicamente, o SCC -Ag é mais frequentemente encontrado nos tecidos do carcinoma de células escamosas bem diferenciado do que no carcinoma de células escamosas pouco diferenciado. Verificou-se também que, em doentes com carcinoma espinocelular invasivo, os níveis séricos de SCC-Ag eram superiores aos do carcinoma espinocelular não invasivo. Isto sugere que o SCC-Ag tecidular pode difundir-se mais facilmente na circulação no carcinoma espinocelular invasivo devido a factores que influenciam os níveis séricos de SCC-Ag;

a. Produtividade da SCC-Ag.
b. Fornecimento de sangue à lesão.
c. Componentes estromais da lesão.
d. Coexistência de metástases.

Limitações:

a. O carcinoma in situ e os estádios I e II do cancro oral não seriam detectados a partir do SCC-Ag em circulação.
b. O tamanho do tumor não se correlaciona com o nível sérico de SCC-Ag. Os mecanismos que aumentam a expressão sérica de SCC-Ag nos cancros orais são ainda desconhecidos.

3} Antigénio SQM- 1:

É um antigénio detectado em carcinomas orais e em vários outros carcinomas da cabeça e do pescoço.

4} Antigénio 3H-1:

Foi recentemente referido que o anticorpo monoclonal 3H-1 cora o carcinoma escamoso, mas também cora outras células escamosas de divisão rápida.

5} Antigénios de diferenciação:

Foram criados dois anticorpos associados a tumores, Mab-K984 e Mab-k928, que reconhecem antigénios de superfície dependentes da diferenciação escamosa, utilizando células viáveis de carcinomas de células escamosas. O Mab-k984 reage com células basais indiferenciadas e está aparentemente associado à fração proliferativa dos carcinomas escamosos. O Mab-K928 liga-se a células suprabasais. O Mab-k984 reconhece uma estrutura de queratinócitos basais que se encontra na epiderme normal e é expressa na superfície de, enquanto no CEC reage com células pouco diferenciadas. O Mab-928 reconhece o antigénio nas membranas das células suprabasais mais diferenciadas da epiderme normal. Na proporção de CEC moderadamente e bem diferenciados, a expressão do antigénio k928 foi restringida a células mais altamente diferenciadas.

III] ANTIGÉNEOS DE HISTOCOMPATIBILIDADE: O complexo de antigénios leucocitários humanos (HLA) encontra-se no braço curto do cromossoma 6 e codifica uma variedade de proteínas de superfície celular. A função mais conhecida destas glicoproteínas de superfície celular inclui a ativação do sistema imunitário.

Com base na sua estrutura química, distribuição nos tecidos e função, são classificadas em três tipos;

As moléculas MHC de classe I são codificadas por três loci estreitamente ligados, designados HLA-A,

Estão presentes em praticamente todas as células nucleadas e as células infectadas por vírus podem ser detectadas e destruídas por células T citotóxicas. Os antigénios da classe I são muitas vezes necessários para matar eficazmente as células.[33]

As moléculas MHC de classe II são codificadas por genes na região HLA-D, onde existem pelo menos três sub-regiões DP, DQ e DR. São expressas em macrófagos, células T e monócitos e são necessárias para a ativação eficaz das células T e B. A alteração da expressão do HLA pode ser uma das formas de as células cancerígenas evitarem a vigilância imunitária.

As moléculas MHC de classe III incluem alguns dos componentes do complemento [C2,C3], genes para o fator de necrose tumoral alfa, IFN-gama e outros genes de libertação de citocinas.

Aplicação de diagnóstico:

A] Os antigénios de classe I são expressos em todas as células humanas nucleadas. A redução da sua expressão pode afetar a capacidade das células T citotóxicas para reconhecer e destruir as células tumorais. A sua redução foi descoberta em vários tumores humanos, por exemplo, pele, mama, colorrectal, etc.[34] A expressão do antigénio de classe I pode ser modificada pelo interferão e o aumento da sua expressão pode aumentar a suscetibilidade dos tumores a serem atacados pelas células T.

O antigénio MHC de classe I é constituído por;

1] Cadeias pesadas HLA- A, HLA- B ou C, que possuem especificidade antigénica.

2] Micro globulina beta 2 de cadeia leve comum a cada antigénio de classe I. Alguns estudos mostraram uma perda parcial da micro globulina beta 2 da superfície das células epiteliais no epitélio displásico oral e nos carcinomas de células escamosas, mas também mostraram a retenção das cadeias pesadas HLA- A, B, C. Resultados semelhantes foram apresentados por Scully em 1983.[35]

Quando se utilizou a diluição 1:100 do Ab. de micro globulina beta 2, não houve diferença significativa entre o grupo de carcinoma e o grupo de lesões com índices atípicos baixos ou altos.

Quando foi utilizada a diluição de 1:400 de beta 2 micro globulina ab., observou-se uma perda significativa da coloração no carcinoma epitelial invasivo.

Quando foi utilizada a diluição de 1:800 de beta 2 micro globulina ab., a perda significativa de coloração nos epitélios displásicos adjacentes ao carcinoma permitiu a distinção da queratose não específica.[36]

No entanto, o valor diagnóstico da beta-2-microglobulina em lesões epiteliais potencialmente malignas ainda não foi completamente determinado.

B] Os antigénios HLA de classe II encontram-se normalmente nas células B, nas células T activadas, nas células de Langerhan, nos macrófagos, nas células basais da epiderme e nas células endoteliais vasculares. A sua expressão apresenta um comportamento heterogéneo. No entanto, são necessários mais estudos para avaliar o seu papel como marcador tumoral.

IV] FACTORES DE CRESCIMENTO E RESPECTIVOS RECEPTORES:

Fator de crescimento epidérmico:

O fator de crescimento epidérmico é um polipeptídeo mitogénico para as células epiteliais, que actua através da ligação a um recetor de superfície celular [EGFR], que ativa as funções da tirosina quinase. Isto leva à autofosforilação e subsequente fosforilação de proteínas-alvo intracelulares que resultam em proliferação.

O EGF encontra-se em pequenas quantidades na mucosa oral normal, principalmente na lâmina própria superior junto ao epitélio. Uma quantidade aumentada de EGF neste local é observada em lesões epiteliais orais displásicas e malignas, mas não nos epitélios.

O recetor EGF é provavelmente o homólogo celular normal do oncogene v-erb e é semelhante ao c-erb-b2. No epitélio normal, o EGFR é detetável predominantemente nas células basais, mas nas queratoses orais a camada de células espinhosas apresenta uma positividade considerável e nos carcinomas esta estende-se a todas as camadas celulares.[32] A sobreexpressão do ARNm do EGFR, bem como a sobreexpressão da proteína, foi demonstrada em quase todos os carcinomas de células escamosas da cabeça e do pescoço. A sobreexpressão do EGFR deve-se quer à amplificação do gene quer à elevação do ARNm. A sobreexpressão do EGFR também foi observada na mucosa adjacente ao tumor e foi menor quando o epitélio estava localizado mais distante do tumor. Os queratinócitos orais malignos possuem 5 a 50 vezes mais EGFR do que os seus homólogos normais.[27]

Não se sabe se a mutação no gene EGFR resulta na sobreexpressão de receptores normais, na formação de receptores que podem sinalizar sem estimulação ou numa combinação dos dois no cancro oral. A extensão da amplificação do gene prevê a quantidade de ARNm do EGFR. Foi encontrada uma expressão aumentada do EGFR nas células espinhosas da leucoplasia e na maioria dos carcinomas bem diferenciados. De acordo com alguns autores, a sobreexpressão do EGFR prediz uma diminuição da sobrevivência dos doentes, independentemente da diferenciação do tumor. A sobreexpressão do EGFR não é encontrada em estados hiperproliferativos, o que indica que esta expressão não é secundária à proliferação e é específica para a transformação maligna. Estes resultados sugerem um efeito parácrino na expressão do EGFR devido a factores libertados pelo tumor, o que requer uma avaliação mais aprofundada.

Fator de crescimento transformador -Alfa:

O TGF alfa está relacionado com o EGF e pode estimular o crescimento epitelial ligando-se ao recetor do EGF e activando-o. Não é expresso no epitélio normal, mas é expresso nos carcinomas orais de células escamosas. Níveis elevados de TGF alfa estão associados a uma fraca diferenciação tumoral. As células tumorais produzem TGF alfa, o que provoca uma estimulação autócrina do crescimento. O TGF alfa actua em proporção inversa à expressão do EGFR, quer porque os níveis elevados de TGF alfa estão a causar a degradação do EGFR, quer porque os tumores com EGFR elevado estão a degradar o TGF alfa, não é claro. De qualquer forma, é evidente que outras células tumorais, para além dos queratinócitos, podem produzir TGF alfa. Os eosinófilos que se infiltram nos carcinomas orais expressam TGF alfa e podem ser uma fonte importante de TGF que pode alterar a adesão intercelular, promovendo também uma resposta de crescimento justácrina. Foi demonstrado que o nível de ARNm do TGF-alfa era 5 vezes superior na mucosa normal associada ao tumor, em comparação com os níveis de ARNm na mucosa normal de controlo.

Fator de crescimento transformador - Beta:

O TGF-beta é uma proteína extracelular produzida predominantemente pelas células T e é expressa de forma ubíqua por todas as células. O TGF-beta está codificado no cromossoma 19q13 e é normalmente segregado numa forma inativa que é activada por extremos de pH ou por proteólise. O TGF-beta detém as células na fase G1 do ciclo celular, estimulando a produção de inibidores da quinase dependente da ciclina, principalmente p15, mantendo assim um controlo do ciclo celular. O TGF-beta actua através de receptores de superfície celular e de proteínas SMAD citoplasmáticas. A sua desregulação é observada em doenças malignas como o retinoblastoma, os linfomas de células T e os carcinomas de células escamosas da cabeça e do pescoço.

Os queratinócitos malignos parecem tornar-se refractários ao TGF beta, podendo assim escapar aos efeitos inibidores do crescimento do TGF-beta. O seu papel na tumorigénese é complexo. É antimitogénico e actua como supressor tumoral. Desempenha um papel importante na regulação da síntese, degradação e remodelação da matriz extracelular. Esta atividade contribui indiretamente para a progressão do tumor na fase de invasão e de metastização. A sua expressão diminui progressivamente com a indiferenciação e está quase ausente no grau III, enquanto a positividade focal foi observada nos carcinomas de grau II. No grupo de grau I, bem diferenciado, estava presente de forma difusa. A perda de TGF-beta parece ser também uma caraterística dos carcinomas basocelulares. O significado da sua presença pode variar de tumor para tumor e esta heterogeneidade pode explicar o facto de não estar associada ao prognóstico.

Capítulo 4

MARCADORES INTRACELULARES

1] **CICTOQUERATINA:**

As citoqueratinas constituem as principais proteínas estruturais das células epiteliais. Formam os filamentos intermédios, que fornecem suporte mecânico às células e aos seus núcleos. Foram identificadas pelo menos 19 citoqueratinas e estão classificadas em duas subfamílias:

Ácido - tipo I [peso molar pequeno] inclui 10 -19 ck {40-56 kD}

Básico - tipo II [Maior peso molar] inclui 1-8 ck {52-67 kD}

Cada citoqueratina ácida é co-expressa com uma citoqueratina básica específica, como um "par de queratina", exceto a ck19, que tem o peso molecular mais baixo e não está emparelhada.

Distribuição da queratina nos epitélios orais normais:

1. Os epitélios simples expressam as queratinas 8,18 e 19. As queratinas 8 e 18 [mas não a 19, que está presente nalguns epitélios estratificados] são consideradas marcadores da diferenciação epitelial simples.
2. A camada basal com células mitoticamente activas, tanto no epitélio estratificado cornificado como no não cornificado, contém apenas queratinas 5 e 14.
3. Células suprabasais: K1/K10 -CORNIFICADAS
   K4/K13-NÃO CORNIFICADO

As queratinas apresentam uma série de vantagens distintas para utilização como proteínas marcadoras. São abundantes, estáveis, relativamente resistentes à degradação e altamente antigénicas. Os anticorpos contra elas são, por conseguinte, amplamente utilizados como marcadores celulares de vários epitélios e das suas neoplasias correspondentes.

Técnicas de deteção de queratina:

A] Análises bioquímicas

B] Imunohistoquímica

A principal desvantagem da análise bioquímica é o problema de lidar com uma população celular heterogénea, uma vez que não se pode comparar um elevado nível de expressão de uma determinada queratina numa pequena subpopulação com um baixo nível de expressão na população principal.

Com a IHC surge o problema de manter uma preservação adequada dos tecidos, preservando simultaneamente o local antigénico na queratina.

Os anticorpos monoclonais utilizados num estudo foram;

A] 34BE12- alvo cks [5,10,11]

B] ALI - cks de destino [1,2,10,11]

C] PKKI - - alvo cks [8,18,19]

Marcadores de queratina da renovação celular rápida:

Os pares de queratina 6 e 16 são expressos em locais de elevada renovação dos queratinócitos. São, por isso, designados por marcadores de hiperproliferação. A sua expressão é predominantemente suprabasal.

Verificou-se que as células basais do epitélio escamoso estratificado, que normalmente expressam 5 e 14, sintetizam ck 6 e 16 em cerca de 40% das leucoplasias com displasia, mas ainda não foi determinado se isso reflecte o seu potencial maligno ou apenas um estado hiperproliferativo.

***Marcadores de queratina de linhagem histogénica*:**

Um contributo importante para o diagnóstico patológico efectuado com a ajuda de anticorpos anti-queratina foi a classificação histogenética de neoplasias pouco diferenciadas. Verificou-se que as queratinas, enquanto classe, são permanentemente expressas independentemente do fenótipo epitelial e do estado patológico; a demonstração de queratinas em células normais ou neoplásicas confirma a sua origem epitelial.[20] Por exemplo: a presença da queratina 7,8,18 numa neoplasia maligna sugere fortemente a presença de adenocarcinoma, enquanto que as queratinas 1,4,10,5,6,13,14 e 16 indicariam uma origem de células escamosas.

As investigações sobre a distribuição de ck em lesões pré-malignas e malignas da mucosa oral, da pele ou do colo do útero indicaram duas características principais como diagnóstico de malignidade.

A] Perda da distribuição zonal de queratinócitos diferenciados que expressam ck de peso molecular mais elevado. Observam-se queratinócitos indiferenciados que contêm ck de baixo peso molecular, para além de uma redução global das células lesionais que expressam ck de alto peso molecular.

B] Expressão de cks de baixo peso molecular, específica para células epiteliais simples, encontrada nas áreas de proliferação destas lesões.

Aplicação de diagnóstico:

1) **Cancro oral:** Apesar da constância de certas queratinas através da transição de células normais para malignas, existem diferenças indiscutíveis entre os perfis de queratina do epitélio escamoso normal e maligno. Os carcinomas espinocelulares bem diferenciados expressam uma mistura variável de queratinas (1+10) e (4 + 13). O carcinoma espinocelular menos diferenciado não exprime nenhuma destas queratinas, podendo também exprimir outras queratinas, como a k19. No carcinoma espinocelular pouco diferenciado, as queratinas expressas são a 8 e, por vezes, a 7 e a 18. No entanto, existe aqui um dilema, porque se a presença de 7, 8 e 18 identifica o epitélio como simples, existe a possibilidade de classificação incorrecta do carcinoma espinocelular pouco diferenciado com falta de 1, 10, 4 e 13.[21] . Este problema pode ser resolvido através da utilização de anticorpos para uma gama de queratinas tão vasta quanto possível. Se os anticorpos para a queratina 5 + 14 e 6 + 16 corarem as células neoplásicas, tal deverá confirmar a origem das células escamosas. A Ck 19 na camada suprabasal está fortemente relacionada com potencial malignidade.

2) **Displasia epitelial**: as lesões pré-malignas são frequentemente caracterizadas por um aumento ou diminuição do grau de cornificação. A coloração com anticorpos para queratinas 1 + 10 em comparação com 4 + 13 pode, portanto, fornecer um indicador sensível de mudanças no padrão de queratinização. Em condições displásicas, o anticorpo pode indicar queratina expressa em pequenos grupos de células em níveis inadequados no epitélio e, assim, ajudar potencialmente na avaliação do grau de alterações displásicas.[22] A queratina K16, uma das queratinas de "transformação celular rápida", parece ser expressa com maior intensidade e profundidade do que no epitélio normal de locais equivalentes. Na displasia moderada a grave e no carcinoma in situ, todas as camadas celulares expressaram K14, mas foram negativas para K13 e K10.

3) **Lesões odontogénicas**: As lesões odontogénicas revelam-se um contexto exigente para avaliar o potencial das queratinas como marcadores histogenéticos. A diferenciação epitelial do órgão do esmalte é caracterizada pelas cks 5, 14, 17, 7, 8, 18 e 19. O epitélio odontogénico pode apresentar-se classicamente como um epitélio escamoso estratificado, como o queratocisto odontogénico e o carcinoma odontogénico, ou como um epitélio simples, como no germe dentário inicial. O epitélio odontogénico e muitos outros tumores odontogénicos epiteliais apresentam um aspeto histológico algo intermédio entre o estratificado e o simples. Assim, a presença de ck 19 parece ser um constituinte obrigatório de todo o epitélio odontogénico normal e neoplásico. A ck 17 é encontrada em ameloblastomas e fibromas ameloblásticos, mas não em AOT. Além disso, as cks 4, 13, 8, 18 e 19 são observadas no ameloblastoma e a ck 10 é encontrada apenas no tipo de células granulares. Em conclusão, os resultados mostram que o epitélio odontogénico neoplásico produz 4, 13, 1, 10 e 19.

Limitações;

A] A interpretação diagnóstica baseada na utilização de um único anticorpo ou mesmo na avaliação de uma única queratina com vários anticorpos pode ser enganadora, porque o perfil de queratina de um determinado epitélio está ligado a diversos factores, como o estado de diferenciação, a taxa de proliferação e a histogénese.

B] No caso das queratinas basais, ocorre ocasionalmente a perda de um epítome numa molécula de queratina, na presença de uma queratina adicional recém-sintetizada. Este fenómeno é especialmente relevante para o epitélio estratificado e, consequentemente, para o epitélio oral.

C] A maior parte dos abos monoclonais atualmente disponíveis para queratinas individuais apresenta uma gama reduzida de atividade na secção final, pelo que é necessário fazer um esforço para obter algum tecido fresco para a secção congelada

No entanto, a queratina, ao mostrar uma complexidade de expressão, que está ligeiramente ligada à diferenciação, constitui os marcadores biológicos importantes. Podem ser ferramentas úteis para definir o grau de diferenciação das displasias e carcinomas orais.

Conclusão:

1] A expressão reduzida de 13K e a expressão suprabasal de K14 indicam uma diferenciação anormal.[23]

2] A expressão de K19, que é normalmente observada na camada basal, foi sugerida como um marcador de pré-malignidade quando aparece nas células suprabasais.

3] O K13 é sugerido como um marcador de diferenciação na mucosa oral humana.[24]

Assim, a queratina pode servir como marcador de diferenciação, alterações indicativas de malignidade.

II] FILAGGRIN:

A filagrina é uma proteína básica rica em histidina que se encontra nas camadas granular e córnea do epitélio oral normal. Foi isolada e caracterizada pela primeira vez em 1977 e denominada proteína básica do estrato córneo. É responsável pela agregação dos filamentos intermédios de queratina nas etapas finais e cruciais da diferenciação terminal dos queratinócitos e da ortoqueratinização.

Instrumentos de estudo:

A imunohistoquímica foi utilizada para estudar a filagrina. A filagrina foi detectada utilizando um anticorpo monoclonal contra ela.

Aplicações de diagnóstico:

1] Lesão pré-maligna: Sendo as leucoplasias orais lesões hiperqueratóticas, existe um desequilíbrio na síntese e degradação da filagrina, o que leva à sua positividade nas camadas cornificadas e a uma zona de transição homogénea intensamente positiva entre as camadas córnea e granulosa.

2] No carcinoma de células escamosas bem diferenciado, aparece em pérolas de queratina, mas é menos evidente no carcinoma de células escamosas moderadamente ou pouco diferenciado.

3] Klein Szanto et al sugeriram que a ausência de imunocoloração da filagrina é um indicador de malignidade no tumor cutâneo devido a reacções em carrinomas escamosos que contrastam com queratoacantomas benignos com positividade intensa. De acordo com Itioz et al., a ausência de filagrina na leucoplasia é um diagnóstico de atipia celular nestas lesões.[29]

No entanto, estudos recentes demonstraram que a negatividade da filagrina nas leucoplasias com displasia e carcinomas não está diretamente relacionada com a atipia celular, mas sim com o tipo de queratinização destas lesões. Sendo uma proteína de trânsito, tem um tempo de vida curto nos epitélios querotinizantes, pelo que normalmente não é detectada em lesões hiperproliferativas como a psoríase.

Assim, os estudos acima podem ser resumidos como uma redução na quantidade ou ausência de filagrina em lesões pré-malignas e malignas do epitélio oral, sugerindo que o padrão de distribuição da filagrina poderia ser usado como um marcador de diferenciação, atipia e tumores do epitélio oral.[30]

Limitações:

A] A coloração positiva não pode ser demonstrada nas camadas superficiais de todo o epitélio escamoso estratificado. De acordo com Dale et al, este facto pode ser explicado da seguinte forma:

1] Este padrão perde-se na altura da diferenciação terminal.

2] A natureza compacta do estrato córneo impede o acesso aos anticorpos anti-filagrina.

B] Scott & Harding mostraram a proteólise completa da filagrina, que ocorre no epitélio em condições normais.[31]

III] INVOLUCRINA:

É um precursor do envelope reticulado presente principalmente no estrato espinhoso e acima dele. É considerado um marcador da diferenciação escamosa e urotelial.

Ann. E. Walts & Jonalton W.Said concluíram, com base nos seus estudos, que o adenocarcinoma, a proliferação linfoide e a lesão mesenquimal eram negativos para a involucrina, enquanto o carcinoma de células escamosas e o carcinoma urotelial eram positivos. Os estudos que examinaram a sua perturbação em lesões benignas, pré-malignas e malignas da pele, da mucosa oral e do colo do útero registaram um padrão de involucrina reduzido e irregular nas lesões pré-malignas, o que sugere a sua importância diagnóstica.

Nos carcinomas, verificou-se que a quantidade de células positivas para a involucrina era proporcional ao grau de diferenciação escamosa e não à queratinização. Tanto a mucosa oral proliferativa como a neoplásica apresentam uma diminuição da coloração global da involucrina, mas focos positivos dispersos pelo epitélio.

As lesões displásicas moderadas e graves apresentaram coloração positiva para a involucrina apenas na maioria das camadas superficiais. A sua expressão estava muito reduzida ou ausente no carcinoma invasivo e no
quando presente, estava confinada a áreas queratóticas bem diferenciadas com formação de pérolas epiteliais.

Kvedar et al. registaram um padrão de distribuição inconsistente da involucrina em tumores malignos da pele. No entanto, não existe uma correlação clara entre a falta de síntese de involucrina e a malignidade, uma vez que determinados tecidos epiteliais, por exemplo, o epitélio simples do pulmão e o epitélio de transição da bexiga, não sintetizam involucrina no estado normal e fazem-no nos seus tumores malignos.

O seu padrão de coloração em leucoplasias e carcinomas reflecte apenas as diferenças na proporção e distribuição das células lesionais que sofrem diferenciação escamóide.

IV] <u>PROTEÍNAS DESMOSSÓMICAS:</u>

O desmossoma é um dos tipos de junção intercelular que proporciona locais de forte adesão entre as células epiteliais. São compostos por glicoproteínas transmembranares que consistem em oito constituintes principais, designados por proteína desmossómica [1- 4] e glicoproteína desmossómica [1- 4].

Os estudos de microscopia eletrónica mostraram um número reduzido de desmossomas nas células tumorais, o que está intimamente associado ao potencial invasivo e metastático do tumor. No entanto, o estudo por microscopia eletrónica apresenta uma limitação, uma vez que é possível examinar ultra-estruturalmente áreas muito pequenas de células tumorais, o que dificulta a investigação de uma área representativa do local invasivo dos tumores.

<u>Método de estudo</u>:

Foram efectuados estudos recentes utilizando anticorpos contra a proteína e a glicoproteína desmossómicas. Sabe-se que estas contribuem para a adesão celular e para a estrutura da placa desmossómica.

<u>Aplicações de diagnóstico</u>:

Os resultados dos estudos demonstraram uma ausência ou uma fraca expressão da glicoproteína desmossómica no carcinoma espinocelular pouco diferenciado e invasivo. A sua expressão no local invasivo da lesão primária foi perdida nos casos com metástases para os gânglios linfáticos cervicais do que nos casos não metastáticos. A expressão da glicoproteína desmossómica no tecido tumoral metastático foi tão fraca como na lesão primária. Estes resultados sugerem que as células tumorais com menor expressão da glicoproteína desmossómica têm um elevado potencial metastático. O grau de positividade diminui gradualmente com o modo de invasão do tumor e perde-se no tumor altamente invasivo. A avaliação imunohistoquímica das proteínas desmossómicas no carcinoma espinocelular oral é valiosa na previsão do comportamento tumoral. Assim, para concluir, os constituintes desmossómicos podem ser úteis para a avaliação do potencial metastático do carcinoma espinocelular oral e podem oferecer alguma ajuda na classificação do prognóstico.

V] <u>ANTIGÉNIO DO CARCINOMA 17, 13:</u>

Uma identificação mais precoce e mais exacta das células tumorais ou das células com potencial de formação de tumores pode contribuir significativamente para diminuir a mortalidade e a morbilidade através de um diagnóstico mais precoce e mais exato.

Os anticorpos monoclonais podem acrescentar uma nova dimensão ao ajudar os patologistas a avaliar células epiteliais que, de outro modo, não poderiam ser identificadas numa base morfológica. As dificuldades no diagnóstico da extensão local dos carcinomas de células escamosas são frequentemente encontradas. Pode existir um infiltrado significativo de células inflamatórias em redor do tumor invasor, com células tumorais imersas num mar de plasmócitos, linfócitos e macrófagos, o que dificulta o reconhecimento de microinvasões de células tumorais em profundidade no tecido conjuntivo. Além disso, pode ser difícil distinguir as lesões hiperplásicas do carcinoma de células escamosas bem diferenciado.

Os reagentes específicos capazes de reconhecer moléculas presentes nas membranas celulares e no citoplasma podem ser úteis na tipagem precisa de células e tecidos. O Mab 17.13, um reagente recentemente desenvolvido, reage com um antigénio citoplasmático específico altamente associado a tumores malignos de células escamosas em seres humanos. Um dos estudos efectuados demonstrou uma sensibilidade de 98% e uma especificidade de 92,5%.

Aplicações de diagnóstico:

A] É particularmente útil na deteção de carcinoma de células escamosas em áreas de inflamação densa.

B] Ao estabelecer que uma lesão pouco diferenciada é de origem epitelial.

C] Na documentação da microinvasão através da membrana basal.

D] Na deteção potencial de células epiteliais malignas predestinadas que podem ainda apresentar uma morfologia normal.

A elevada sensibilidade e especificidade observadas indicam que o Mab 17.13 pode ser um complemento útil da avaliação de rotina de biópsias de H & E. Reconhece e liga-se a um determinante antigénico citoplasmático que parece estar restrito a tumores malignos do epitélio escamoso, a células basais do epitélio escamoso normal e a células mioepiteliais.

Vantagens:

1] O Mab 17.13 não apresenta reação cruzada com outros tipos de carcinoma quando comparado com outros anticorpos monoclonais referenciados.

2] Pode ser útil no diagnóstico diferencial do carcinoma de células escamosas em relação a outros tipos de carcinomas, por exemplo: adenocarcinoma.

3] Parece ter um padrão de coloração de imunoperoxidase muito restrito no epitélio escamoso, na mucosa oral normal e em lesões benignas.

4] Liga-se ao citoplasma das células basais e às zonas desmossómicas.

Por conseguinte, o Mab 17.13 é um novo marcador para o carcinoma de células escamosas da cavidade oral. Além disso, é necessário determinar os estudos clínicos prospectivos para a avaliação da sensibilidade e especificidade do Mab 17.13 para a displasia oral e um grande número de lesões benignas.

VI] MARCADORES DE PROLIFERAÇÃO:

Proliferação significa aumento do número de células. As células somáticas normais proliferam por mitose, uma sequência designada por ciclo celular. Em termos gerais, o ciclo celular tem duas fases. A primeira é a interfase, que inclui as fases Go, G1 e G2. A segunda é a fase mitótica.

Na fase Go, as células estão em estado quiescente, enquanto a fase G1 inclui a síntese de ARN. A fase S está relacionada com a fase de crescimento. Cerca de 2-20% das células de um cancro típico de um tumor sólido devem estar nesta fase e está relacionada com a síntese de ADN. A fase M é a mais curta e a única fase histologicamente identificável em que o material genético é dividido igualmente entre duas células filhas. A fase G2 situa-se entre as fases S e M e é um período de relativa inatividade celular.

O tumor é mais uma doença de proliferação persistente do que de proliferação rápida. Um equívoco comum é que as células cancerosas se replicam mais rapidamente do que as células normais. Assim, a atividade de proliferação tumoral, que foi identificada como um importante preditor do comportamento biológico em vários tumores malignos, pode ser estimada por determinados marcadores, que são

1] Contagem mitótica

2] Ploidia do ADN

3] Coloração específica da fração da fase S.

4] Ki 67

5] PCNA [Antigénio nuclear de células em proliferação]

6] Ag NORs

1. **Contagem mitótica:**

A taxa de proliferação elevada é normalmente encontrada em tumores malignos e está associada a um mau prognóstico. A forma mais antiga, mais fácil e mais barata de avaliar a proliferação é através da contagem do número de figuras mitóticas na secção.

Critérios que favorecem a classificação da figura como mitose:

a. Ausência de membrana nuclear.
b. Ausência de zona clara no centro.
c. Presença de projecções ciliadas em vez de projecções triangulares pontiagudas.
d. Basofilia do citoplasma circundante em vez de eosinofilia.

Desvantagens:

1. Instabilidade devida a factores de prefixação. O atraso na fixação após a remoção do tumor tem sido considerado um fator importante que influencia a contagem mitótica, uma vez que se considera que as mitoses completam o seu ciclo na ausência de oxigénio e desaparecem. Em casos com níveis marginais, o atraso na fixação pode ser crítico e o limiar de diagnóstico pode ser ultrapassado.
2. Falta de reprodutibilidade da avaliação, que depende da qualidade da lâmina e do patologista.

No entanto, um índice proliferativo é mais adequado do que o índice mitótico, que é composto por S + (G2 + M). É outro termo utilizado para indicar a proliferação tumoral.

Assim, o índice mitótico, que é expresso como o número de mitoses por 10 campos de alta potência, embora seja um método fácil, não pode ser considerado como o único determinante da atividade proliferativa.

2. **Coloração específica da fase S:**

Pensa-se que a medição da percentagem de células na fase S reflecte diretamente a atividade proliferativa do tumor e, consequentemente, o seu comportamento agressivo. A fase S do ciclo celular corresponde à síntese do ADN. Cerca de 2-20% das células de um cancro típico encontram-se na fase S num determinado momento. Pode ser medida diretamente através da pulsação de populações vivas de células com o análogo da timidina específico da fase S, a bromodeoxiuridina. O método mais comum para medir o SPF é a citometria de fluxo.

Para identificar a fase S do ciclo celular, as células que sintetizam ADN utilizam a timidina marcada e podem ser visualizadas por autoradiografia.

Aplicação de diagnóstico:

1] O aumento da fração da fase S é indicativo de uma elevada atividade proliferativa e reflecte a agressividade do tumor.

2] É considerado como um parâmetro de prognóstico complementar independente do estádio da doença.

3] Os doentes com SPF elevado têm geralmente uma sobrevivência livre de doença inferior à dos doentes cujos tumores têm SPF baixo.

4] É útil nos carcinomas da mama e do pulmão, nos sarcomas, nas leucemias e nos linfomas.

5] Está provado que o SPF é um marcador de proliferação no linfoma não Hodgkins, no mieloma múltiplo e no melanoma.

3. **Ki 67:**

É um anticorpo monoclonal que reconhece um epítopo lábil num antigénio nuclear que é expresso em todas as partes activas de um ciclo celular. O antigénio Ki 67 está localizado no núcleo e o seu gene no cromossoma 10q25.

A expressão nuclear do Ki67 foi comparada quantitativamente com o ciclo celular e a condensação da cromatina em linhas celulares utilizando citometria de fluxo. Verifica-se que é elevada em doentes com valores elevados de fase S.[38] Muitos factores afectam a sua marcação, tais como a prefixação, a fixação, a preparação do tecido, o anticorpo, a diluição e as variáveis de interpretação.

Na prática patológica de rotina, a coloração imuno-histoquímica com o anticorpo monoclonal

Ki67 é o melhor método para medir a proliferação celular e o aumento da expressão de Ki67 está associado a um comportamento agressivo e a uma sobrevivência livre de doença inferior.

Aplicação de diagnóstico:

1] Nos tumores das glândulas salivares, verificou-se uma diferença altamente significativa na expressão de Ki67 entre o adenoma pleomórfico e o carcinoma adenoide cístico. As células acinares ductais das glândulas salivares normais eram maioritariamente negativas para o Ki67.[39]

2] Foi observada uma expressão aumentada de Ki67 no carcinoma de células escamosas. Verifica-se que é muito mais elevada em carcinomas invasivos ou pouco diferenciados do que em carcinomas bem diferenciados.

4) Antigénio Nuclear de Células em Proliferação:

O PCNA é também conhecido como ciclina e proteína auxiliar da DNA polimerase delta. O gene humano que codifica o PCNA está localizado no cromossoma 20. É estudado por citometria de fluxo e análise imunohistoquímica. Os níveis baixos de PCNA são observados na fase Go, aumentando durante a fase G1 e atingindo o seu máximo na fase S, diminuindo ao longo da fase G2 e atingindo níveis baixos que são indetectáveis na fase M, o que o torna um marcador útil para células em proliferação.[39]

As distribuições espaciais das células imunorreativas ao PCNA foram observadas em tecidos normais em proliferação. Por exemplo: a coloração é observada em centros germinais e células dispersas no paracórtex do tecido linfoide. Está presente na camada de células basais do epitélio escamoso estratificado.

Aplicação de diagnóstico:

a. Observa-se uma elevada frequência de coloração no carcinoma de células escamosas bem diferenciado. Os carcinomas invasivos ou pouco diferenciados apresentam uma coloração mais intensa e muito mais elevada do que o carcinoma de células escamosas bem diferenciado.
b. Foi encontrada uma diferença significativa na pontuação PCNA entre as lesões malignas e não malignas: 22,8% para o CEC, 16,6% para a leucoplasia e 11,6% para o epitélio estratificado normal, o que sugere uma diferença entre as suas actividades de crescimento.
c. São observadas diferenças semelhantes entre o tecido normal das glândulas salivares e as neoplasias benignas e malignas.

A coloração imunológica do PCNA é um método fiável e fácil de detetar a proliferação. No entanto, podem surgir alguns problemas, como o facto de a coloração do PCNA variar de célula para célula dentro do mesmo tumor, apresentando uma imunocoloração positiva forte ou fraca. Embora seja um excelente marcador proliferativo, é necessário ter cuidado na sua avaliação.

5) AgNORs:

As regiões organizadoras nucleolares são segmentos de ADN que transportam genes ribossómicos que transcrevem o ARN ribossómico, cuja função final é dirigir a síntese proteica. Nos humanos, estão presentes nos braços curtos de cinco pares de cromossomas acrocêntricos, ou seja, 13, 14, 15, 21 e 22.[42] Cada NOR possui 40 unidades de transcrição. O número de NORs reflecte o grau de ativação, proliferação e diferenciação celular. A relação entre o AgNOR e a proliferação celular pode ser esperada como transcrição de ADN e ARN. As alterações quantitativas das AgNOR reflectem as alterações quantitativas das proteínas B23, C23 e RNA-polimerase, que actuam como factores de transcrição e cuja natureza exacta não é conhecida.[43]

Método de estudo:

As NORs podem ser detectadas por meio da argirofilia das proteínas associadas, utilizando um método de coloração simples. Esta técnica pode ser aplicada a tecidos incluídos em parafina processados por rotina.

Avaliação do AgNOR:

a. Enumeração de pontos AgNOR.
b. Área de medição do AgNOR.
c. Análise do seu padrão de distribuição.

A contagem de pontos AgNOR é considerada um método básico e mais comummente utilizado devido à sua simplicidade, elevada reprodutibilidade e pouca diferença entre observadores.

Smith & Crocker conceberam mais um método de avaliação do AgNOR, segundo o qual este é igual à soma total de

i. Número de aglomerados AgNOR / núcleo
ii. Número médio de AgNOR / cluster.
iii. Número de satélites AgNOR.

Este método é muito exato, mas não é possível contar os AgNORs agregados num agregado devido ao seu pequeno tamanho e à aparente fusão ou sobreposição.

Aplicação de diagnóstico:

A] As diferenças na contagem média de AgNOR foram recentemente estudadas e consideradas úteis na distinção entre linfoma não Hodgkin de alto e baixo grau, tumores cutâneos benignos e malignos e melanoma maligno. Foi registada uma diminuição do tamanho, um aumento do número e uma distribuição mais dispersa nas lesões malignas e o inverso nas lesões benignas.

Giri et al. salientaram que, numa célula em repouso ou relativamente inativa, os cromossomas acrocêntricos com AgNORs orientam-se em estreita aposição uns aos outros, formando um nucléolo central e suavemente delineado, enquanto numa célula em proliferação a distribuição cromossómica e de AgNORs permanece desorganizada, o que resulta na formação de nucléolos dispersos e múltiplos. A desorganização cromossómica semelhante e as consequentes anomalias do contorno nuclear podem ser esperadas numa célula cancerosa que se divide autonomamente.

Por estas razões, o carcinoma de células escamosas da cavidade oral com uma taxa mitótica elevada, considerado como tendo um grau de malignidade elevado, pode ser avaliado com uma contagem elevada de AgNOR. O grupo de mau prognóstico apresentou uma média agregada de AgNOR mais elevada do que o grupo de bom prognóstico. Os carcinomas de grau 2 têm uma AgNOR significativamente mais elevada do que os de grau 1. O epitélio oral normal apresenta uma contagem de AgNOR de 3,55/célula, enquanto a do carcinoma de células escamosas oral é de 6,15/célula. A AgNOR média dos carcinomas bem diferenciados foi superior à do epitélio normal, mas muito inferior à dos tumores pouco diferenciados. De acordo com Newbold et al, AgNORs elevadas podem ser um marcador potencial de mau prognóstico e altamente sugestivas de comportamento agressivo do tumor.

B] Nos tumores das glândulas salivares, o papel das AgNORs pode ser estimado, uma vez que as AgNORs mais elevadas foram observadas no carcinoma adenoide quístico [1-9] pontos/núcleo com uma distribuição altamente irregular. Eram mais pequenas e menos distintas do que as observadas em tumores benignos como o adenoma pleomórfico, o tumor de Warthin e o adenoma de células claras [1-4] pontos/núcleo. Enquanto as células das glândulas salivares normais possuem [1-2] pontos/núcleo e um tamanho muito maior do que as dos tumores. Esta distribuição caraterística de AgNOR permite um diagnóstico inequívoco de malignidade.

C] Na displasia epitelial, as contagens médias de AgNOR podem ser úteis para diagnosticar a potencialidade da lesão, que é pré-maligna, para se transformar em malignidade. Um dos estudos mostrou a percentagem de contagens de AgNOR por núcleo para distinguir entre leucoplasia displásica e não displásica. Com base em estudos anteriores, a média de AgNOR de 2,37 é utilizada como ponto de corte para a displasia epitelial. Assim, as amostras com 2,37 ou mais foram consideradas displásicas e as com menos foram consideradas não displásicas. Ray et al. mostraram que 17,3% dos casos classificados como leucoplasia não displásica por H& E tinham contagem de AgNORs e foram classificados como displásicos por AgNORs. Ao mesmo tempo, 19% dos casos classificados como displásicos por H & E foram classificados como não displásicos por AgNOR.

Uma vez que a H& E é um método de coloração básico e extremamente útil, com grande utilidade, não pode ser substituído pela AgNOR, mas pode ser considerado como um complemento confirmatório da coloração H& E para o diagnóstico de displasia epitelial.

6) Ploidia do ADN:

A medição quantitativa do teor de ADN das células tumorais é uma variável independente que pode ser utilizada como ferramenta de diagnóstico, independentemente das características microscópicas da luz, da classificação e do estadiamento. Dependendo do tipo de célula em particular, o período de tempo do ciclo celular varia e, durante a fase S, a quantidade de ADN pode variar de diploide a tetraploide. Todas as anomalias da ploidia são designadas por "Anueploidia do ADN".

Um histograma normal reflecte a cinética do ciclo celular da seguinte forma:

1] As células em fase Go/G1 são o primeiro pico à esquerda.

2] O pico à direita corresponde a células em fase G2 ou em fase M.

3] A fase S ocupa o vale entre os picos.

No tecido normal, o pico Go/G1 deve conter aproximadamente 90% das células, com as fases S e G2 + M a conterem os restantes 10% numa distribuição uniforme.

O índice de ADN (ID) é um termo quantitativo utilizado para determinar se uma determinada população de células se encontra na gama diploide normal. É expresso como:

População de células Go /G1 aneuplóides de ADN / células Go/G1 normais da amostra.

Método de estudo:

Foram utilizadas avaliações de Feulgen e de citometria de fluxo do conteúdo de ADN. Os resultados de ambos foram considerados equívocos nos carcinomas da cabeça e do pescoço. A citometria de fluxo ajuda a avaliar o conteúdo de ADN celular, a fim de avaliar a ploidia. Assim, para efetuar uma análise da ploidia, é necessário comparar o ADN total de uma população celular de referência [normalmente uma amostra com um número diploide de cromossomas conhecido]. Se a quantidade de ADN diferir da referência, a amostra desconhecida pode ser considerada aneuploide.

Aplicação de diagnóstico:

a. O epitélio normal e as neoplasias benignas contêm apenas células com um conteúdo de ADN diploide. No entanto, as lesões potencialmente malignas e várias neoplasias malignas têm um conteúdo de ADN anormal.
b. Siato et al verificaram que 32% das leucoplasias e 45% do carcinoma de células escamosas apresentam núcleos aneuplóides. O mesmo estudo salienta ainda que as leucoplasias sem displasia apresentavam aneuploidia em 22% dos casos, enquanto as com displasia ligeira em 29% e com displasia marcada a aneuploidia é observada em 67% dos casos. Kahn et al também detectaram um aumento da aneuploidia com o aumento da gravidade da displasia.
c. Noutro estudo realizado por Kokal et al., verificou-se que a taxa de recorrência em doentes aneuplóides nos estadios I e II era semelhante à do carcinoma nos estadios III e IV. Esta observação sugere que o conteúdo de ADN pode ser um fator de previsão de recorrência mais importante do que o estádio.
d. Holm et al. demonstraram que as quantidades de ADN estão correlacionadas com a diferenciação histopatológica do tumor. O aumento da aneuploidia é mais frequente em tumores pouco diferenciados que favorecem um mau prognóstico e uma elevada taxa de recorrência. A aneuploidia do ADN acarreta um risco de morte e de recidiva pelo menos três vezes superior ao da ploidia do ADN.

A histologia é um método subjetivo, mas pode ser melhorado através da pontuação de parâmetros morfológicos individuais. Em conclusão, o conteúdo de ADN determinado por citometria de fluxo parece ser um marcador celular notável de neoplasia e uma ferramenta de diagnóstico potencialmente importante. É o único marcador tumoral que apresenta uma taxa de falsos positivos próxima de zero.

VII] ONCOGENES E ANTIONCOGENES:

a. Oncogenes:

Todos os organismos complexos têm um complemento genético de milhares de genes. Uma alteração nestes genes causa a desregulação do crescimento e diferenciação celular, levando à formação de tumores. Os protooncogenes são genes reguladores do crescimento normal. A ativação anormal destes genes leva à formação de oncogenes. As mutações destes protooncogenes podem ocorrer por qualquer um dos seguintes mecanismos.

a. Mutações pontuais. Por exemplo: Ras
b. Rearranjos cromossómicos
c. Amplicação para eg; c -myc

Embora os oncogenes, por si só, não sejam suficientes para transformar um queratinócito normal num queratinócito maligno, parecem ser importantes iniciadores do processo. As expressões alteradas destes promotores de crescimento podem ocorrer ao longo da via de transdução de sinal nos queratinócitos orais, através de uma variedade de mecanismos, incluindo a. Factores de crescimento e receptores alterados.

b. Perturbações dos mensageiros intracelulares.

c. Alteração dos factores de transcrição.

São identificados dois tipos básicos de oncogenes:

1] Oncogénios virais

2] Oncogénios celulares

No entanto, estudos recentes demonstraram que os oncogenes celulares são progenitores evolutivos dos oncogenes virais. A aquisição viral de oncogenes celulares pode ocorrer devido à interação entre o genoma do retrovírus infetante e o da célula hospedeira.

Método de estudo:

a. Técnica de hibridação DNA-RNA.

b. Imunohistoquímica

Os oncogenes podem ser estudados de acordo com os seguintes critérios:

1] Alteração dos factores de crescimento e dos seus receptores.

Este assunto já está a ser discutido no âmbito dos marcadores de superfície celular.

2] Perturbação dos mensageiros intracelulares:

Tal como os receptores de factores de crescimento, os mensageiros intracelulares podem ser activados intrinsecamente, emitindo assim um sinal contínuo em vez de um sinal regulado por um ligando. Os membros da família de genes Ras pertencem a este grupo. Estes genes codificam proteínas intimamente relacionadas que estão localizadas no lado citoplasmático da membrana celular e transmitem mensagens dos receptores da superfície celular para as enzimas intracelulares. Codificam proteínas que se ligam ao GTP e ao GDP e provocam a sua hidrólise, que termina o processo. Os três tipos identificados são o H-ras, o K-ras e o N-ras. O H-ras está localizado no cromossoma 11, cujas alterações ocorrem normalmente por mutação pontual nos códons 12, 13, 59 e 61. Foram detectadas mutações envolvendo os códons 12, 13 e 16 num terço dos carcinomas orais relacionados com o tabaco. A proteína ras é pouco detetável na mucosa oral normal ou na leucoplasia, mas foi encontrada em tecido displásico e carcinomatoso oral. A mucosa displásica contém ARNm Hras principalmente na camada de células basais. A sua sobreexpressão foi encontrada em tumores metastáticos com um mau prognóstico.

K ras e N ras, os outros membros da família, também são activados por mutação pontual. Os seus níveis não são significativamente maiores nos tumores do que no epitélio oral normal. Parecem ser expressos em queratinócitos orais transformados.

A correlação de Hras, N ras e K ras com vários parâmetros clinicopatológicos revelou que não há diferença significativa entre a expressão de Hras e K ras nos estádios I e II de III e IV da classificação TNM. Verificou-se que a expressão de H ras e K ras era elevada no adenoma pleomórfico quando comparada com a da glândula salivar normal. Isto sugere que podem desempenhar um papel crucial na tumorigénese.

Assim, a mutação do oncogene ras provoca a sobreexpressão da oncoproteína ras, que perde a capacidade de se tornar inactivada, continuando assim a estimular o crescimento e a diferenciação de forma autónoma.

Na Índia, foi demonstrado que 35% dos carcinomas orais contêm mutações ras e os estudos realizados no mundo ocidental revelaram que menos de 5% dos cancros da cabeça e do pescoço contêm mutações ras. Estudos recentes demonstram a sua sobre-expressão no epitélio odontogénico neoplásico.

3] Factores de transcrição:

Estas são as proteínas que estimulam a ativação de outros genes e que também estão alteradas nos cancros orais. A modulação da expressão genética é um resultado importante na alteração da via intracelular. O fator de transcrição c-myc, localizado no cromossoma 8, ajuda a regular a proliferação e a diferenciação celular e está frequentemente sobreexpresso nos cancros orais. Nos cancros orais, a sobreexpressão do gene c-myc resulta da amplificação do gene e está mais frequentemente associada a tumores pouco diferenciados e a doentes com mau prognóstico. A expressão de myc, quer seja examinada pelo ARNm ou pela proteína p62 myc, encontra-se elevada no neuroblastoma, no retinoblastoma primário e na leucemia.

Yokota et al. referiram que a amplificação de c myc parece estar correlacionada com tumores primários agressivos e tumores avançados de disseminação alargada. O gene L-myc, localizado no cromossoma 1, também se encontra amplificado em linhas celulares de carcinoma da cabeça e do pescoço e tende a estar associado a uma fraca diferenciação tumoral. A expressão elevada do gene myc foi observada em adenomas pleomórficos quando comparados com glândulas salivares normais, o que indica o estado de transformação das células.

O fator de transcrição que se encontra amplificado é o PRAD1 [também conhecido como CCND1 ou ciclina D1]. Está localizado no cromossoma 11q 13 e é um elemento-chave que impulsiona a progressão do ciclo celular. A ciclina D1 regula a transição G1-S no ciclo celular e é funcional quando está associada às CDK4 e CDK6. Foi descrita uma duplicação do cromossoma 11q13, que resulta na sobreexpressão do oncogene ciclina D1, em cerca de 50% dos carcinomas da cabeça e do pescoço. A sua sobreexpressão é também observada no pulmão, esófago, carcinomas da mama e adenomas das paratiróides. A amplificação da ciclina D1 foi demonstrada em lesões pré-malignas e a frequência da amplificação progride da pré-malignidade para os carcinomas invasivos.

Bartkova et al observaram focos claramente definidos de expressão da ciclina D1 em secções de mucosa normal adjacentes ao CEC que não foram observados em secções de mucosa normal de indivíduos saudáveis. Minneta et al registaram uma correlação positiva estatisticamente significativa entre as alterações dos genes da ciclina D1 e do p53 nos carcinomas da cabeça e do pescoço. Verificou-se que estava associada a um comportamento clínico agressivo dos carcinomas da cabeça e do pescoço. Investigações recentes mostraram a sua correlação com os locais dos carcinomas, mais frequentemente a língua e a região retromolar.

Embora não tenha sido demonstrada uma ordem específica de ativação dos oncogenes nos cancros orais, a acumulação de oncogenes activados parece ser de importância primordial. Outros oncogenes associados aos cancros orais são hst-1, int-2, bcl-1 c-sea, men-1 e ems-1. int-2, bcl-1, c-sea hst-1 estão localizados no cromossoma 11q13. Int-2 é um membro da família de genes relacionados com o fator de crescimento dos fibroblastos. A sua amplificação é encontrada especialmente em estádios avançados de carcinoma e está frequentemente correlacionada com recorrência e metástases à distância do tumor. A amplificação do bcl-1 parece ser mais frequente em carcinomas pouco diferenciados com mau prognóstico. O C- erb B2, localizado no cromossoma 17, também se encontra amplificado no adenocarcinoma das glândulas salivares.

Assim, para resumir, a expressão de c-erb B2, bcl-1, int-2, K-ras, N-ras, H-ras, c-myc, N-myc está sobre-expressa em cerca de 40% dos cancros orais. A amplificação dos genes myc é relativamente comum em tumores epiteliais e carcinomas e é rara em leucemias e linfomas. O gene Ras é amplificado nas fases iniciais, enquanto a amplificação de outros genes é um acontecimento tardio. No entanto, nenhum dos oncogenes fes, abl, sis ou mos está amplificado ou sobreexpresso nos cancros orais. Assim, os oncogenes poderiam constituir um marcador de diagnóstico.

b. Genes supressores de tumores:

Isaac Newton previu que a cada ação corresponde uma reação igual e oposta. Embora não fosse um biólogo do cancro, as suas formulações são verdadeiras para o crescimento celular. Embora os oncogenes codifiquem proteínas que promovem o crescimento e a proliferação celular, os produtos de certos genes aplicam travões a esta proliferação num sistema de "controlo e equilíbrio". Os genes que codificam as proteínas para estas vias de regulação negativa têm sido designados por genes reguladores do crescimento, oncogenes recessivos ou antioncogenes, mas são mais frequentemente referidos como "genes supressores de tumores".

Os oncogenes podem afetar uma alteração celular através da mutação de apenas uma das duas cópias do gene. No entanto, a inativação do TSG por mutações pontuais, deleções e rearranjos em ambas as cópias do gene está envolvida, o que ocorre de uma forma "two hit" proposta por

Knudson. Esta pode ser a razão pela qual a perda de função devida a mutações do TSG, que é fundamental para a transformação dos queratinócitos orais, é mais difícil de conseguir e pode explicar em parte o tempo que os tumores sólidos adultos, como os cancros orais, demoram a formar-se.

Os seguintes TSG são utilizados na carcinogénese oral:

1] Tp53:

É um gene supressor de tumores que se localiza no cromossoma 17p13 e que codifica uma proteína de 53 kDalton, também conhecida por p53. O gene Tp53 é constituído por 11 exões, dos quais o 1st é não codificante. A proteína p53 é constituída por 393 aminoácidos. Exerce efeitos antiproliferativos, provocando a paragem do crescimento e a apoptose. O seu papel no ciclo celular é que a p53 detecta os danos no ADN através de mecanismos desconhecidos e ajuda a reparar o ADN causando a paragem de G1 e induzindo genes de reparação do ADN. Uma célula com ADN danificado que não pode ser reparado é direccionada pelo Tp53 para sofrer apoptose. Tendo em conta estas actividades, a Tp53 é justamente designada como "guardiã do genoma".[2] Com a perda homozigótica da p53, os danos no ADN não são reparados, as mutações fixam-se nas células em divisão e a célula entra numa via de sentido único que conduz à transformação maligna.

A análise das mutações do TP53 pode ser efectuada por:

1] Análise molecular.
2] Análise serológica.
3] Análise imunohistoquímica
4] Análise funcional.

O p53 de tipo selvagem tem uma vida muito curta de 15-20 minutos e está presente a um nível muito baixo nos tecidos normais. Assim, normalmente não é detetável. A mutação do TP53, por outro lado, codifica uma proteína mais estável com uma meia-vida de 5-10 horas. Esta acumulação de p53 mutante inativo nas células tumorais pode ser detectada através dos métodos acima referidos. Uma alteração do gene TP53 ocorre sob a forma de mutações pontuais e deleções. A perda homozigótica do gene TP53 é encontrada em praticamente todos os tumores humanos, incluindo carcinomas do pulmão, da mama, do cólon e cancros orais.

TP53 em cancros orais: Mais de 90% dos carcinomas espinocelulares da cabeça e do pescoço contêm p53 mutado, tendo sido demonstrada a presença de LOH de p53 em 50% dos tumores. A frequência de células p53 positivas aumenta gradualmente à medida que o epitélio oral progride de normal para hiperplasia, displasia e carcinoma. A positividade focal do p53 foi detectada mais frequentemente na mucosa adjacente ao tumor normal do que no epitélio saudável. A sobreexpressão focal do p53 pode refletir um risco acrescido de segundos tumores primários nestes doentes. Além disso, verificou-se que a expressão do p53 acima das camadas de células basais na mucosa oral é um evento precoce de transformação maligna e tem valor preditivo para o desenvolvimento de carcinoma. Assim, o p53 pode revelar-se um marcador útil.

2] Doc-1:

O gene Doc-1 está mutado nos queratinócitos orais malignos, levando a uma redução da expressão e da função proteica. A função exacta do doc-1 na biologia oral dos queratinócitos orais normais não é clara. Apresenta uma homologia significativa com um produto genético induzido pelo TNF alfa. Nas células normais, o TNF alfa diminui a proliferação e aumenta a diferenciação. É responsável pela atividade antiproliferativa em linhas celulares de carcinoma espinocelular oral humano. Foi proposto que o doc-1 pode ser um importante regulador da diferenciação / apoptose dos queratinócitos induzida pelo TNF alfa e que a sua mutação é a causa da transformação maligna. No entanto, são necessários mais estudos para avaliar o seu papel como marcador fiável.

3] Polipose adenomatosa coli:

O gene APC, localizado no cromossoma 5q, é uma proteína citoplasmática cuja função dominante é regular os níveis intracelulares de beta catenina. Por outro lado, a beta catenina pode translocar-se para o núcleo e ativar a proliferação celular. Encontra-se frequentemente mutada em determinados cancros colorrectais familiares.

Nas células normais: a beta catenina citoplasmática é degradada por um complexo de destruição do qual a APC é parte integrante.

Nas células tumorais; [com perda ou mutação da APC] a degradação da beta catenina é impedida, o que leva à transcrição de genes promotores do crescimento, como o myc, causando a proliferação.
Assim, comporta-se da seguinte forma como um típico gene supressor de tumores.

APC em cancros orais: a perda de heterozigotia é considerada uma marca da existência de TSG. A LOH no 5q, onde o gene APC está mapeado, foi encontrada frequentemente no carcinoma oral de células escamosas. Mao et al postularam que a LOH e a mutação APC são um evento precoce na carcinogénese oral. No entanto, vários estudos mostraram uma diferença considerável entre LOH e alterações APC, em que a mutação do gene APC não foi detectada, mas foi observada perda de heterozigotia.[46] Um estudo recente de Chang et al verificou que a sua expressão aberrante e LOH em 30% dos carcinomas de células escamosas e sugeriu que são um evento importante na formação de cancros orais. A presença de APC mutada no epitélio oral displásico levanta a possibilidade de que a APC -LOH seja um evento precoce de lesões displásicas que passaram pelo processo inicial de carcinogénese.[47] No entanto, esta hipótese necessita de mais investigações e de um rastreio mais preciso das alterações da APC.[48, 49]

4] Retinoblastoma:

O gene do retinoblastoma (Rb) é o primeiro gene supressor de cancro prototípico a ser descoberto. O produto do gene Rb é uma ligação ao ADN que é expressa em todas as células, onde existe num estado ativo hipofosforilado e num estado inativo hiperfosforilado. No seu estado normal, funciona como um travão molecular no ponto de controlo G1-S do ciclo celular. Este gene está localizado no cromossoma 13q14.[2, 50]

As aberrações do gene Rb são frequentemente encontradas não só no retinoblastoma, mas também noutras doenças malignas humanas, como osteossarcomas, linfomas, carcinoma do pulmão, da mama e do esófago.[51] Yoo et al relataram que 94% dos carcinomas de cabeça e pescoço exibem LOH em 13q14, mas revelaram a ausência da proteína Rb em apenas 19% dos tumores com LOH. Estes achados sugerem que a inativação do gene Rb é relativamente rara no carcinoma oral de células escamosas do que noutros carcinomas.[52]

5] P16:

O gene P16 está localizado no cromossoma 9p. É considerado um membro da família dos inibidores da quinase dependentes da ciclina, que regula o ciclo celular. Estudos recentes mostraram que as mutações do p16 estão ausentes no carcinoma escamoso oral e os estudos anteriores sugeriram o seu papel crítico na génese do melanoma maligno e do carcinoma de células escamosas do esófago, mas não são importantes no CCEO.[53]

Ao mesmo tempo, também se verificou que existe LOH em 9p, o que sugere que outros TSG, para além do gene p16, podem ser importantes na génese do CCEO. São necessários mais estudos para avaliar o seu papel na carcinogénese oral.

Assim, mais estudos sobre oncogenes, antioncogenes e suas interacções preencherão lacunas na compreensão do mecanismo básico da carcinogénese e proporcionar-nos-ão um marcador mais útil de potencial malignidade.

VIII] PRODUTOS DO ÁCIDO ARAQUIDÓNICO:

Os metabolitos da lipoxigenase, incluindo as prostaglandinas E2, 5, 12 e 15, os ácidos hidroxieicosatetraenóicos e os leucotrienos B4, estão aumentados nos carcinomas orais de células escamosas. Mas as lesões potencialmente malignas não foram estudadas. Atualmente, estes produtos são detectados bioquimicamente e não histoquimicamente, o que limita a utilidade das técnicas.

IX] ENZIMAS

1) *Glutatião S transferases:*

Estas são as enzimas de desintoxicação intracelulares, ligadas à membrana, que catalisam a conjugação de muitos compostos electrofílicos com o tripeptídeo GSH. Foi demonstrado um risco 2 vezes maior de cancro da laringe entre os fumadores que não possuem glutatião S transferase.[54] Em contraste, estava aumentada nas lesões orais displásicas e no carcinoma de células escamosas da cabeça e pescoço. A sua expressão foi significativamente mais elevada nas camadas suprabasal e superficial da mucosa oral normal de doentes com CECP que posteriormente desenvolveram um segundo tumor primário do que na mucosa moral normal de doentes não afectados. A razão para isto é um facto intrigante, porque níveis elevados de enzimas de desintoxicação protegem contra ataques carcinogénicos. Pode refletir uma resposta fútil à presença de metabolitos tóxicos como o tabaco. A razão para o aumento dos níveis de glutationa S transferase ainda não está clara; no entanto, parece ter um valor preditivo para o desenvolvimento de um segundo tumor primário.

2) *Gama glutamil transpeptidase:*

É uma enzima associada à membrana e pensa-se que funciona no catabolismo do glutatião. Vários estudos demonstraram um aumento acentuado da atividade da GGT em neoplasias induzidas quimicamente em roedores. Este facto aumenta a possibilidade de a GGT poder ser um marcador útil de lesões cancerosas e pré-cancerosas nos seres humanos.

Fiala & colegas relataram a presença de atividade histoquímica da GGT em carcinomas de células escamosas da língua, laringe e esófago. O epitélio escamoso normal não apresentou coloração positiva para a GGT.[55] Também foi encontrada em algumas lesões não displásicas, mas os indivíduos tinham o hábito de fumar. Isto pode representar lesões pré-cancerosas precoces que ainda não adquiriram características histopatológicas.[56] São necessários dados adicionais para determinar se a sua expressão no epitélio escamoso é um indicador útil de transformação maligna.

3) *Protease guanidinobenzoatase:*

É capaz de quebrar a matriz extracelular, encontra-se em células com locomoção ativa e na maioria das células tumorais malignas. Nos carcinomas orais de células escamosas, pode ser demonstrada em áreas de invasão e, por conseguinte, tem sido defendida como marcador de células tumorais. Estes testes enzimáticos só são aplicáveis a tecidos frescos e não fixados e ainda não foram totalmente aplicados a lesões orais potencialmente malignas.

4) *Matrix Metalloprotienase:*

As MMPs são uma família de enzimas segregadas por algumas células, incluindo fibroblastos, células endoteliais e macrófagos. São enzimas de degradação da matriz extracelular, que se dividem em diferentes tipos consoante as suas funções. Por exemplo;

A MMP 1 é uma colagenase que degrada o colagénio de tipo I, II e III.

A MMP 2 é uma gelatinase que degrada o colagénio de tipo IV e V e a gelatina.

A MMP 3 é a estromelisina que degrada a fibronectina, a laminina, o colagénio de tipo IV e a gelatina.

Tem sido referido que algumas células cancerígenas e células transformadas produzem MMPs. Estas actuam nas fases iniciais da remodelação dos tecidos durante a morfogénese, a angiogénese, a cicatrização de feridas e a invasão tumoral.[57] Para a invasão e metástase das células tumorais, a degradação do estroma do tecido conjuntivo e dos componentes da membrana basal é um acontecimento crucial. As MMP 2, 3 e 9 desempenham um papel importante no carcinoma de células escamosas, uma vez que são capazes de degradar o colagénio de tipo IV, a gelatina, a lamlnina e a fibronectina.[58] Isto reflecte a capacidade metastática do cancro, especialmente a das enzimas de degradação da membrana basal, que dominam a capacidade metastática do cancro. Verificou-se também que as MMP 2 e 9 estão fortemente associadas às células estromais do ameloblastoma, em comparação com os componentes mesenquimatosos normais do germe dentário, o que indica um aumento das MMP produzidas por alterações neoplásicas dos tecidos odontogénicos.[59] Os substratos das MMP, como o colagénio, a fibronectina, a tenascina e a laminina, foram detectados em vários tumores odontogénicos; até há pouco tempo, porém, nenhuma investigação explorou a relação entre as MMP e a evolução dos tumores odontogénicos.

5) *Lactato desidrogenase:*

A LDH foi reconhecida como um potencial marcador tumoral desde 1954. É uma enzima amplamente distribuída da via glicolítica e é libertada após danos celulares. É um tetrâmero composto por duas subunidades; M&H que são codificadas por genes separados, pelo que são construídas 5 isoenzimas.[60] Vários estudos demonstraram uma expressão elevada da LDH no soro do linfoma de Hodgkin, da leucemia linfoblástica aguda, do neuroblastoma, do carcinoma colorrectal e dos cancros do pulmão. Estudos recentes sugeriram que as células tumorais são a fonte da LDH elevada. As observações efectuadas indicam que as populações de células neoplásicas em rápida proliferação dependem em grande parte de mecanismos glicolíticos para a produção de energia, com uma grande necessidade de LDH para regenerar o NAD em NADH, a fim de suportar a glicólise contínua.[61] Uma expressão elevada de LDH nas células tumorais, em contraste com as células epiteliais do tecido não tumoral adjacente. Estes resultados indicam que as alterações graduais desta enzima podem representar um parâmetro útil da atividade da doença em doentes com carcinomas de células escamosas.

Capítulo 5

MARCADORES DA MEMBRANA BASAL

As membranas basais são estruturas complexas compostas por uma mistura de glicoprotenos e proteoglicanos colagénicos e não colagénicos. Medeiam os sinais necessários para o desenvolvimento ordenado de padrões de tecido distintos e fornecem limites estruturais flexíveis entre diferentes compartimentos de tecido. A lâmina basal contém principalmente laminuína, colagénio de tipo IV, sulfato de heparano e nidogénio. O colagénio VII fixa a lâmina basal ao tecido conjuntivo.

1] *As lamininas e o colagénio IV* são as proteínas não colagénicas mais abundantes. A principal função da laminina é promover a fixação das células epiteliais à membrana basal, ajudar na migração celular durante o desenvolvimento e regular o crescimento e a diferenciação celular.

Aplicação de diagnóstico:

a. **A laminina e o colagénio de tipo IV** estão consistentemente presentes na membrana basal da mucosa oral normal e em lesões pré-malignas. Muitos estudos demonstraram que as lesões benignas e in situ de diferentes locais apresentam uma membrana basal intacta com coloração linear para a laminina e o colagénio de tipo IV, ao passo que as neoplasias invasivas não apresentam reatividade para ambas as proteínas. Uma vez que a primeira barreira que um carcinoma deve transgredir antes de se infiltrar no tecido circundante é a membrana basal, a perda e a fragmentação da lâmina basal em tumores malignos é considerada um requisito para a invasão. Em contraste com este facto, poucos estudos demonstraram que as lesões displásicas e in situ apresentam uma coloração interrompida da membrana basal e que alguns carcinomas invasores mantêm uma lâmina basal. Assim, a perda de continuidade da membrana basal não pode ser utilizada como um critério simples de invasão. Pode ser encontrada em associação com inflamação. Embora essas quebras sejam pequenas e bem definidas, em contraste com as descontinuidades irregulares encontradas nos carcinomas. Outros sugerem que as enzimas inflamatórias produzem estas lacunas, o que pode promover a invasão.

Estudos recentes demonstraram que apenas o carcinoma de células escamosas pouco diferenciado carece de laminina e colagénio IV, o que é consistente com os resultados observados nos carcinomas do cólon, da pele e da mama. Por conseguinte, o seu papel na previsão do comportamento de lesões pré-malignas e malignas parece limitado.

b. **Tumores odontogénicos**: A membrana basal nos cordões epiteliais e nas ilhas do epitélio odontogénico apresenta um padrão de coloração linear positivo com o anticorpo para a laminina. No entanto, foi detectada uma perda focal de reatividade na zona da membrana basal dos ameloblastomas, indicando a sua natureza mais agressiva.

c. **Carcinoma vs sarcoma**: A presença de lâmina basal à volta das células individuais, em oposição a grupos de células, aponta para um sarcoma. Também indica que não são de origem fibroblástica. A coloração positiva da laminina no sarcoma exclui o diagnóstico de fibrossarcoma e histiocitoma fibroso maligno.

Limitações:

1. A dificuldade com estes marcadores reside no facto de, para distinguir entre neoplasias benignas e malignas, o diagnóstico positivo [ou seja, malignidade] se basear em observações negativas [ou seja, ausência de reatividade imunológica da lâmina basal]. Por conseguinte, é necessário ter extrema cautela para garantir que as colorações funcionaram.
2. Muitos tumores malignos perdem completamente a membrana basal, pelo que o resultado negativo não é contributivo.
3. A invasão não pode ser concluída simplesmente a partir de descontinuidades na lâmina basal.

Por conseguinte, atualmente, pode ser considerado como um complemento ocasionalmente útil de outros métodos e muitos dos seus aspectos estão ainda por esclarecer.

2) *O perlecano*, um proteoglicano de sulfato de heparano, é uma das principais macromoléculas da membrana basal. Estudos recentes demonstraram que é rico em tecidos epiteliais, como o órgão

do esmalte do germe dentário e os ameloblastomas, nos quais o espaço intercelular é proeminente. Serve como estroma para células epiteliais individuais e parece ser expresso na borda celular das células parabasais no epitélio normal e hiperplásico. Verifica-se que a sua extensão aumenta das células basais para as camadas de células espinhosas com a gravidade da displasia. Assim, é razoável considerar que as células em proliferação na displasia epitelial não são diferenciadas como os queratinócitos normais. Como os depósitos intercelulares de perlecano se tornaram mais aparentes ou irregulares com o aumento do grau de displasia, parece perturbar a comunicação celular entre as células epiteliais, levando à perda de aderência intercelular. A grande quantidade de perlecan intercelular é uma caraterística da displasia. Em contraste com isto, não se encontra nos ninhos de células do carcinoma. Estes resultados contrastantes indicam que o perlecano depositado no espaço intercelular das células epiteliais displásicas durante a sua proliferação é retido no interior da camada epitelial, mas que as células do carcinoma já não precisam dele quando atingem a invasividade e são capazes de proliferar através da matriz produzida pelas células do estroma.

Assim, pode ser utilizado como um marcador de displasia que indica o risco de transformação maligna.

Capítulo 6

MARCADORES DE MATRIZ

Nos tecidos, as células entram normalmente em contacto com uma rede complexa de macromoléculas extracelulares segregadas, designada por matriz extracelular. Esta matriz forma a estrutura arquitetónica do corpo e fornece uma estrutura organizada dentro da qual as células podem migrar e interagir umas com as outras. Têm efeitos importantes na organização, proliferação e diferenciação das células durante o desenvolvimento normal dos órgãos e nos tumores. As moléculas da MEC estão cada vez mais implicadas na malignidade tumoral através de dois mecanismos: a degradação enzimática e a incapacidade da célula para sintetizar e reunir os principais componentes da MEC.

Fibronectina (Fn):

É uma glicoproteína multifuncional que se encontra no estroma do tecido conjuntivo, no osso, na cartilagem e no plasma. A função da Fn tem sido implicada na migração, morfologia, crescimento e diferenciação das células. Existe numa forma solúvel, ou seja, Fn plasmática, e numa forma insolúvel, ou seja, Fn celular. A Fn celular encontra-se em vários tecidos fetais e, na sua maioria, está ausente nos tecidos adultos, mas é reexpressa durante a cicatrização de feridas e no estroma tumoral. Foi sugerido que a Fn celular está fortemente ligada à malignidade humana.

Aplicações de diagnóstico:

a. ***Tumores odontogénicos***: Estudos demonstraram que a Fn celular é encontrada no estroma de tumores epiteliais malignos. O anticorpo de fibronectina utilizado nos estudos reage com a Fn celular e não com a Fn plasmática, sugerindo que as células tumorais a produzem localmente. Não foi encontrada no fibroma ameloblástico, mas foi detectada focalmente nos ameloblastomas, que têm alta taxa de recorrência.[62] Assim, a expressão da Fn celular em alguns tumores odontogénicos pode estar associada ao seu comportamento mais agressivo.
b. ***Carcinoma de células escamosas***: a fn celular é um componente estromal abundante do carcinoma. A predominância da fn também foi registada em vários outros tipos de carcinoma, como o hepatocelular e o da mama, o que lhe confere o papel de um potencial marcador de estádios baixos de malignidade.[63] No carcinoma oral de células escamosas, a fn foi observada na zona da membrana basal e no estroma tumoral, enquanto na mucosa oral normal apenas na zona da membrana basal.
c. ***Tumores das glândulas salivares***: A coloração da fibronectina é observada no estroma de todos os tumores. Verificou-se que era negativa no espaço pseudocístico do carcinoma adenoide cístico. A expressão aumentada de fn em lesões neoplásicas pode ter implicações potenciais no crescimento tumoral, na adesão celular, na invasão e nas metástases.

Tenascina (Tn):

A tenascina, anteriormente conhecida como matriz extracelular de glioma maesenquimal, é uma glicoproteína multifuncional da matriz extracelular. Encontra-se presente de forma proeminente durante o desenvolvimento embrionário, a cicatrização de feridas e o crescimento tumoral. Tem sido implicada na proliferação celular, migração, crescimento e remodelação da matriz extracelular. É expressa nas áreas de interação epitelial mesenquimal durante o desenvolvimento dos dentes, da glândula mamária, do intestino e do rim.[64] Foi sugerido que os factores de crescimento das células em crescimento ativo podem estimular os fibroblastos do tecido conjuntivo adjacente a sintetizar e segregar tenascina. Inibe a adesão das células à fn e pensa-se que é uma molécula anti-adesiva, membro de um grupo de moléculas da MEC recentemente caracterizado que parece ser tão importante como a "molécula adesiva".

Aplicações de diagnóstico:

1] Tumores odontogénicos: A imunorreactividade da Tn foi encontrada nos componentes estromais ou ectomesenquimais de todos os tumores odontogénicos benignos. A membrana basal que envolve os folículos epiteliais do tumor foi claramente delineada, enquanto as estruturas epiteliais permaneceram negativas, indicando interacções epiteliais mesenquimatosas activas. Pode estar relacionada com o efeito regulador do crescimento das células neoplásicas. No entanto, a sua expressão nos tumores odontogénicos não se correlaciona com o seu comportamento clínico.

2] Carcinoma de células escamosas: A Tn está ausente na maioria dos tecidos normais do adulto, mas é fortemente reexpressa em tumores malignos de origem mesenquimal e epitelial, incluindo gliomas, fibrossarcomas, osteossarcomas, melanomas e carcinomas. Em carcinomas bem diferenciados e oncocitomas, parece estar presente principalmente na região da membrana basal e à volta dos vasos sanguíneos. Nos tumores menos diferenciados, foi observada uma expressão alargada de Tn no estroma. Este facto é compatível com os resultados de Vollmer et al. que demonstram um aumento da Tn com um baixo grau de diferenciação. A Tn é particularmente abundante no estroma de carcinomas invasivos, mas a sua presença nem sempre implica um mau prognóstico, mas os estudos sobre o cancro do pulmão e da mama sugerem que a produção de Tn pode ser um potencial marcador de prognóstico. A presença aumentada no estroma dos tumores pode facilitar a separação das células da MEC e, subsequentemente, a migração celular, desempenhando assim um papel importante na progressão, invasão e metástase do tumor.

3] Tumores das glândulas salivares: A Tn foi detectada no estroma de tumores benignos e malignos das glândulas salivares, mas no tecido salivar embrionário só é detectada nos canais excretores. O padrão de coloração sugere que a Tn pode estar envolvida na indução e progressão dos tumores das glândulas salivares. A Tn foi observada principalmente em tumores menos diferenciados e de maior grau de malignidade, sendo mais intensa no carcinoma adenoide cístico do tipo sólido e quase ausente em tumores mais diferenciados, como o carcinoma adenoide cístico tubular.

Apesar dos estudos recentes sobre a matriz extracelular, não é claro o papel específico que este componente desempenha no comportamento celular, na invasão e metástase, no crescimento e diferenciação tumoral. Assim, embora o papel da MEC nos tecidos normais seja conhecido, devem ser efectuados estudos adicionais para compreender a sua influência no comportamento histológico e fenotípico dos tumores.

Capítulo 7

MARCADORES DE SÉRIE

1) Antigénios oncofetais:

O antigénio carcinoembrionário e o alfa-fetoprotien são antigénios oncofetais que se encontram normalmente nos tecidos embrionários e fetais e, por vezes, em células malignas. O CEA encontra-se na membrana da superfície celular e é facilmente libertado para os fluidos circundantes. Foram registados níveis elevados de CEA em vários tipos de cancro, como os carcinomas da mama, do cólon e do pulmão. Está provado que é um excelente marcador de tumores malignos gastrointestinais e do cólon. Na melhor das hipóteses, um nível elevado de CEA pode levar a uma procura mais diligente de doença metastática.

A alfa-fetoproteína é produzida no fígado fetal, no trato gastrointestinal e é a principal proteína sérica do feto. A elevação da AFP foi observada no carcinoma hepatocelular e na doença metastática do fígado. Embora um resultado normal não possa excluir a doença, a elevação indica quase sempre a presença de cancro. A utilidade da AFP como marcador tumoral é também observada em tumores de células germinativas, como o cancro do testículo.

2) Hormonas ectópicas: A secreção ectópica da hormona adrenocorticotrópica foi descrita em muitas doenças malignas, incluindo carcinoma broncogénico, tumores do ovário, carcinoma medular da tiroide, feocromocitoma e leucemia mielogénica. Níveis de ACTH plasmática superiores a 200pg/ml são muito sugestivos de produção ectópica. Também se encontra aumentado em várias situações clínicas, como a síndrome de Cushing, pelo que não é um indicador sensível nem específico de malignidade. A ACTH não parece ser fiável no rastreio de malignidade. A secreção ectópica de ADH manifesta-se em tumores brônquicos, carcinóides, tumores de Hodgkin e leiomiossarcoma do estômago. Não é um marcador útil devido à variedade de condições não malignas em que se encontra elevada.

A calcitonina é uma hormona peptídica produzida pelas células C da tiroide. Em seres humanos normais, os níveis são geralmente inferiores a 0,1 ng/ml, enquanto níveis superiores a 0,55 ng/ml são indicativos de doença. Encontram-se elevações acentuadas no carcinoma medular da tiroide, no carcinoma das células renais, nos tumores carcinóides e nos cancros da glândula endógena. Foram encontradas concentrações medianas de 100ng/ml em doentes com metástases de carcinoma medular da tiroide. Assim, a calcitonina serve como um excelente marcador no carcinoma da tiroide.

A hormona paratiroideia, também designada por paratormona, foi detectada no soro de doentes com cancro. No entanto, a forma segregada parece ser diferente da encontrada no hipertiroidismo primário. Foi encontrada no soro de pacientes com adenocarcinoma de células renais, cancro da mama e do pulmão. Assim, não há provas de secreção ectópica de PTH, muitos dos dados são contraditórios e o seu valor como marcador tumoral não pode ser determinado.

3) Proteínas placentárias: A gonadotropina coriónica humana segregada pela placenta é um excelente marcador tumoral em tumores trofoblásticos com quase 100% de sensibilidade e especificidade.

O lactogénio placentário humano produzido pela placenta também é suposto ser um marcador de tumores trofoblásticos. A fosfatase alcalina placentária é uma isoenzima da fosfatase alcalina, que se encontra elevada na doença de Hodgkins e nos cancros do ovário, mas a falta de especificidade e sensibilidade e a insuficiência de dados limitam o seu valor como marcador tumoral.

4) Proteínas séricas: As imunoglobulinas são utilizadas há muito tempo como marcadores de doença no mieloma múltiplo. Foram observados picos de imunoglobulinas monoclonais em doenças malignas linfóides que não as de origem plasmocitária. Foi registada uma maior incidência na leucemia linfocítica crónica e no linfoma difuso e nodular. Os doentes com picos de IgA tiveram sobrevidas e durações de remissão mais curtas do que os doentes com picos de IgG. Assim, no mieloma múltiplo, um pico de imunoglobulina é um marcador tumoral útil.

A era em que o patologista se baseia inteiramente no exame de secções de tecido coradas por métodos histoquímicos está a ser gradualmente substituída por uma época em que as técnicas imunológicas e moleculares avançadas aumentam o diagnóstico e a classificação das doenças.

De acordo com Bancroft, Enzinger e Jorden et al, é dada uma classificação mais específica dos marcadores tumorais, que é apresentada da seguinte forma

Capítulo 8

MARCADORES EPITELIAIS

Antigénio da membrana epitelial:

A EMA é uma proteína de elevado peso molecular expressa na superfície luminal apical de uma variedade de células epiteliais glandulares exócrinas. Está amplamente distribuída entre epitélios e tumores epiteliais de vários tipos. No epitélio secretor normal, pode ser localizada na superfície luminal da célula, mas no estado neoplásico está presente tanto na superfície da célula como no citoplasma.[65] Embora inicialmente se pensasse que era silenciosamente específico para tumores epiteliais, atualmente também é identificado na superfície de plasmócitos, histiócitos, em linfomas e histiocitose maligna. O antigénio também é detectado em alguns tumores malignos da bainha dos nervos, sarcomas sinoviais e sarcomas epiteliais e, raramente, no leiomiossarcoma e no rabdomiossarcoma.[66, 67]

A utilização da EMA como marcador de diagnóstico tem vindo a diminuir nos últimos anos com a introdução de anticorpos contra a citoqueratina. A expressão da EMA encontra-se numa grande variedade de adenocarcinomas, com a maioria dos carcinomas da mama, dos pulmões e dos rins a apresentarem uma forte positividade. Uma proporção dos carcinomas de células escamosas apresenta reatividade citoplasmática. A sua expressão também foi considerada um diagnóstico de linfoma maligno anaplásico de grandes células.[68] Estudos indicaram que é um marcador menos sensível devido à sua menor especificidade.

A] Proteínas do esmalte:

Foi referido que se dividem em duas grandes classes de proteínas;

1] Amelogenina

2] Não amelogenina. (Enamelin)

Postula-se que as funções da amelogenina controlam o tamanho, o crescimento e a orientação dos cristais de hidroxiapatite, enquanto a enamelina é um nucleador para a formação de cristais. Estes constituintes principais da matriz do esmalte em desenvolvimento são secretados, remodelados e finalmente degradados pelos mesmos ameloblastos na sua fase secretora. Estas duas proteínas são estudadas em tumores odontogénicos com o objetivo de verificar a diferenciação funcional das células tumorais como ameloblastos. Os resultados dos estudos sugeriram que as células tumorais do AOT e CEOT apresentam diferenciação ameloblástica em parte, mas as do ameloblastoma não atingiram maturação funcional como ameloblastos secretores. A amelogenina foi mais amplamente distribuída do que a enamelina no AOT e no CEOT, enquanto que foram negativas no ameloblastoma e nas células epiteliais odontogénicas encontradas no mixoma, sugerindo que as células são demasiado imaturas para expressar uma quantidade detetável de proteínas do esmalte.

B] HMB-45 e MART-1;

Estes anticorpos reagem com uma molécula envolvida na melanogénese que está presente nos pré-melanossomas. O melanoma, especialmente quando amelanótico, mimetiza histologicamente outras neoplasias malignas e é frequentemente incluído no diagnóstico diferencial histopatológico de neoplasias pouco diferenciadas. A reatividade positiva para o HMB-45 é observada em 80% dos melanomas malignos e é também encontrada em tumores da bainha dos nervos periféricos produtores de melanina e no sarcoma de células claras. Estas reacções não envolvem antigénios diretamente ligados à formação de melanina, tornando esta análise imuno-histoquímica eficaz na distinção entre melanomas pobres em pigmento e outros tumores com aspeto microscópico semelhante. A coloração com estes anticorpos também pode ser útil na localização de células tumorais ocultas em secções de tecido, ajudando na avaliação da profundidade de invasão e na deteção de metástases. A presença de forte reatividade para a proteína S100 e HMB-45 ou MART-1 na ausência de reatividade para citoqueratina favorece fortemente o diagnóstico de melanoma maligno.

Capítulo 9
MARCADORES DO TECIDO CONJUNTIVO

Vimentina:

Trata-se de um filamento intermédio de 57 kD, que tem semelhanças estruturais com a proteína glial fibrilar ácida e está presente na maioria das células mesenquimatosas. Os anticorpos contra a vimentina têm uma utilização limitada como reagentes de diagnóstico, uma vez que é relativamente ubíqua e pode ser coexpressa com outros tipos de filamentos intermédios, como a citoqueratina, durante o desenvolvimento embrionário e em tumores indiferenciados, como o carcinoma pouco diferenciado. A expressão da vimentina é, contudo, tipicamente observada em melanomas, meningiomas, tumores da bainha dos nervos periféricos e sarcomas. A forte reatividade da vimentina e da queratina negativa é típica dos melanomas, enquanto a coexpressão da vimentina com citoqueratina num tumor de tecidos moles é muito típica do sarcoma epitelóide.[69] Os adenomas pleomórficos coexpressam a citoqueratina, a vimentina e a proteína glial fibrilar ácida. Também se encontra em células da crista neural, incluindo melanócitos, células de Langerhan e células nevus, bem como nas suas contrapartes neoplásicas. A coexpressão da vimentina com outros filamentos intermédios não é invulgar nos tumores da cabeça e do pescoço, como o carcinoma de células fusiformes. Devido a estas coexpressões e à variedade de neoplasias que demonstram reatividade de anticorpos à vimentina, esta tende a ter um valor limitado no diagnóstico de tumores.

Capítulo 10

MARCADORES ENDOTELIAIS

a. Antigénio relacionado com o fator VIII / Fator de Von Willebrand:

É uma proteína multimérica de grandes dimensões sintetizada pelas células endoteliais. Embora também possa ser encontrada em plaquetas e megacariócitos, tornou-se um marcador razoavelmente bom da diferenciação endotelial. Pode ser detectado no endotélio normal e na maioria dos tumores vasculares benignos. Por exemplo, hemangioma e granuloma piogénico. Embora, tipicamente, esteja localizado em todo o citoplasma das células neoplásicas, ocasionalmente é visto em torno dos vacúolos dentro do endotélio neoplásico. Estes vacúolos representam, na realidade, lúmens em miniatura e são normalmente observados em determinados tumores vasculares de baixo grau, por exemplo: hemangioma epitelóide, endotelioma, hemangioendotelioma de células fusiformes.

Observa-se uma grande variabilidade na expressão do fator VIII AA nos angiossarcomas, o que reflecte não só o grau de diferenciação, mas também as diferenças histogenéticas entre os angiossarcomas, alguns com origem no endotélio linfático e outros no endotélio capilar. Embora o sarcoma de Kaposis seja considerado uma lesão vascular, não parece expressar o fator VIII AA. Idealmente, a imunomarcação deve ser finamente granular, intensa e confinada ao citoplasma.

b. CD34:

Trata-se de uma proteína com um peso molecular de 115 kD, codificada por um gene situado no cromossoma 1q, que é expressa à superfície de células hematopoiéticas de linhagem linfoide e mieloide. Foi identificada em células endoteliais vasculares, nomeadamente nas que estão envolvidas em angiogénese ativa.[70] Funciona como um marcador relativamente específico, detectado em quase todos os tumores vasculares benignos.[71] Cerca de 90% dos tumores vasculares malignos, incluindo o sarcoma de Kaposis, também contêm o antigénio. Parece ser o marcador mais consistente de células endoteliais no sarcoma de Kaposis. É também útil na confirmação de tumores fibrosos solitários. Serve como um discriminativo razoavelmente bom entre histiocitoma fibroso benigno e fibrossarcoma.

c. CD31:

É um glicoproteína transmembranar e membro da superfamília das imunoglobulinas que está presente na superfície das células endoteliais, bem como de várias células hematopoiéticas, incluindo megacariócitos, plaquetas e plasmócitos. Praticamente todos os tumores vasculares benignos expressam este antigénio. É um marcador mais específico do que o CD34 devido à sua distribuição restrita em lesões não vasculares, como os leiomiossarcomas e, ocasionalmente, os carcinomas. No diagnóstico de tumores pouco diferenciados suspeitos de serem angiossarcomas, desempenha um papel importante.

d. Podoplanina:

Trata-se de um glicoproteína de membrana de 38 kD dos podócitos da glomérula renal. Recentemente, foi desenvolvido um anticorpo contra a podoplanina que é expresso especificamente no endotélio dos vasos linfáticos, tornando possível a sua coloração específica. Verificou-se que a imunorreactividade localizada nas margens dos carcinomas invasivos, em comparação com as margens normais ressecadas, era significativamente elevada, sugerindo que a elevada densidade vascular linfática intratumoral está positivamente correlacionada com a metástase dos gânglios linfáticos.[72] A densidade elevada de vasos linfáticos aumentou o risco de metástases nodais, o que apoia a ideia de que é responsável pela disseminação linfática no cancro oral. Por conseguinte, pode ser utilizada como um marcador para detetar o potencial maligno.

e. Fator de crescimento endotelial vascular:

O VEGF é uma série de isoformas diméricas de glicoprotieno com homologia parcial ao fator de crescimento derivado das plaquetas. A atividade do VEGF foi originalmente isolada de tumores, onde tem um papel central no crescimento da angiogénese tumoral. Promove igualmente a angiogénese no desenvolvimento embrionário normal, na cicatrização de feridas e em estados inflamatórios crónicos, sendo também responsável por um aumento acentuado da permeabilidade vascular. É esta última atividade que leva ao aumento da deposição de proteínas plasmáticas, por exemplo, fibronogénio, na matriz extracelular e fornece um estroma provisório para o crescimento de fibroblastos e células endoteliais. Os receptores para o VEGF são expressos apenas nas células endoteliais e podem ser considerados como um marcador endotelial específico.

Capítulo 11

MARCADORES MUSCULARES

1] Desmina:

É uma proteína de filamento intermédio de 55kD presente no músculo esquelético, liso e cardíaco. A sua síntese ocorre muito mais cedo do que a da mioglobina na diferenciação das células musculares e, por esta razão, parece ser mais frequentemente expressa no rabdomiossarcoma do que na mioglobina. A prevalência da imunorreactividade da desmina num determinado tumor varia muito em função da fixação. É útil no diagnóstico diferencial dos tumores de células redondas, em particular dos ratomiossarcomas. Aproximadamente 80-100% dos rhadomyosarcomas expressam este antigénio, mesmo em células que parecem relativamente indiferenciadas à microscopia ótica. O antigénio tem-se revelado menos útil no diagnóstico de tumores do músculo liso.[73] No entanto, pode ser facilmente detectado em todos os tumores benignos do músculo liso, mas raramente é necessário para o diagnóstico de leiomioma. É potencialmente útil para identificar o leiomiossarcoma, embora a prevalência deste antigénio seja muito inferior à dos rabdomiossarcomas.

A desmina é positiva em várias lesões de células fusiformes, não consideradas de origem muscular lisa, mas foi interpretada como prova de diferenciação miofibroblástica focal. Estas lesões incluem o histiocitoma fibroso maligno e o miofibroblastoma. Também se encontra positivo no sarcoma epitelóide, no lipossarcoma e no histiocitoma fibroso angiomatóide, que não têm qualquer relação com o músculo, mas contêm células positivas para desmina. Estes casos são provavelmente melhor interpretados como uma expressão aberrante do antigénio. No entanto, é geralmente aceite que a expressão da desmina se restringe às células musculares e aos seus tumores. Assim, uma expressão positiva indica um achado de diagnóstico.

2] Actina muscular:

As actinas são uma família de proteínas contrácteis, que se encontram distribuídas nas células dos mamíferos e podem ser divididas em subtipos alfa, beta e gama. São específicas do músculo liso e do músculo esquelético. Está disponível uma variedade de anticorpos monoclonais que reconhecem as isoformas de actina. O anticorpo mais utilizado é o HHF-35. Os anticorpos dirigidos contra a actina, tal como os anticorpos contra a desmina, podem desempenhar um papel no diagnóstico do rabdomiossarcoma. O tumor de células redondas com imunorreactividade para a actina é altamente sugestivo de rabdomiossarcoma, especialmente porque outros sarcomas, como o sarcoma de Ewings e o neuroblastoma, que também são tumores de células redondas, são negativos.

Os anticorpos dirigidos contra a actina do músculo liso têm um espetro de imunoreactividade mais restrito, na medida em que reagem com células do músculo liso e alguns miofibroblastos, mas não com o músculo cardíaco e esquelético. Uma vez que também é identificada nos miofibroblastos, estes reagentes não são muito úteis para o diagnóstico de tumores do músculo liso. A antiactina específica do músculo (clone HHF 35) é considerada específica e sensível para os leiomiossarcomas.

3] Mioglobina:

É uma proteína hemática de ligação ao oxigénio presente nas células esqueléticas e cardíacas. Uma vez que a mioglobina não está presente nas células musculares lisas, é um antigénio mais específico do que a desmina, mas provou ser menos sensível. Anteriormente, era amplamente utilizada para o diagnóstico de tumores benignos e malignos do músculo esquelético. Embora apareça no início da diferenciação muscular, provavelmente não está presente em quantidades suficientes para ser facilmente detetável. Assim, a sua utilização como marcador de diagnóstico é limitada.

4] Miogenina:

Trata-se de uma proteína de diferenciação muscular. O anticorpo para a miogenina pode ser útil na identificação do rabdomiossarcoma.

Capítulo 12

MARCADORES NEURAIS

1] Proteína S100:

A proteína S100, originalmente isolada de células nervosas do cérebro, deriva o seu nome da sua solubilidade a 100% em sulfato de amónio. Pensava-se que era exclusiva do sistema nervoso central, mas foi subsequentemente identificada em numerosas outras células fora do SNC, incluindo células de schwan n, condrócitos, células de langerhan e algumas células nevus.[74]

A sua maior utilidade é no diagnóstico de lesões dos tecidos moles, como os tumores benignos da bainha nervosa e o melanoma. É positivo no neurofibroma e no neurilemoma, embora a intensidade e a percentagem de células seja muito menor no neurofibroma do que no neurilemoma. Pode ser identificado em tumores de células granulares, evidenciando a sua origem neural. É útil para separar os tumores malignos da bainha dos nervos periféricos de outros sarcomas de aspeto semelhante, por exemplo, o fibrossarcoma. É útil no reconhecimento de melanoma metastático ou de melanoma com padrões de crescimento invulgares, independentemente do grau de pigmentação, mas, curiosamente, não é detectado em formas pigmentadas de fibrossarcoma.[75] O anticorpo para a proteína S100 cora uma vasta gama de neoplasias não relacionadas, incluindo alguns tumores das glândulas salivares, lipossarcomas, condrossarcomas e doença das células de Langerhan. As células normais, as células de Langerhan e as células da histiocitose "X" expressam fortemente o antigénio, fornecendo um suporte adicional de uma linhagem comum. A coloração válida para S100 pode ser observada no núcleo ou no citoplasma ou em ambos.

Apesar da diversidade de reacções, a proteína anti-S100 pode ainda fornecer informações úteis para o diagnóstico de neoplasias da cabeça e do pescoço. Nas neoplasias das glândulas salivares, é tipicamente expressa em maior grau no carcinoma polimorfo de baixo grau do que no carcinoma adenoide cístico.

2] CD 57:

O CD57 é expresso pelas células assassinas naturais, mas também de forma algo inconsistente em alguns tumores neurais, como o neurofibroma e o tumor de células granulares. O anticorpo anti CD57 reage de forma cruzada com a glicoproteína associada à mielina. Este anticorpo pode ter alguma utilidade na confirmação da origem neural de alguns tumores benignos e malignos.

3] Enolase específica dos neurónios:

É a forma neuronal da enzima glicolítica Enolase. É formada por três subunidades alfa, gama e beta. As enolases hepáticas e esqueléticas são compostas, respetivamente, por alfa-alfa e beta-beta, ao contrário das enolases cerebrais, que são alfa-alfa, alfa-gama e gama-gama. Este último dímero gama-gama é descrito como específico dos neurónios e está presente em níveis elevados nos neurónios, bem como nas células neuroendócrinas. A NSE imunorreactiva foi detectada em 90-100% dos neuroblastomas, carcinoma medular da tiroide, feocromocitoma e melanoma. Embora a reatividade positiva para anticorpos monoclonais bem caracterizados forneça fortes indícios de diferenciação neural, um resultado negativo não pode excluir essa origem. Devido à sua ampla distribuição, esta substância tem uma utilização limitada no diagnóstico de tumores dos tecidos moles.

4] Proteína Ácida Fibrilar Glial [GFAP]:

A GFAP é uma proteína de filamento intermédio de 51 k D que se encontra normalmente nas células gliais e nas suas contrapartes neoplásicas. Ocasionalmente, a imunorreactividade da GFAP pode ser demonstrada em células do sistema nervoso periférico, particularmente nas células de Schwann. Do mesmo modo, tumores como o neurofibroma e o neurosarcoma também podem conter estes filamentos. As células mioepiteliais das glândulas salivares e as neoplasias das glândulas salivares - em particular, o tumor misto - também expressam GFAP. É útil no diagnóstico e na distinção de tumores gliais e não gliais do SNC. É utilizada principalmente para diferenciar os hamartomas gliais dos neurofibromas.

5] Proteínas de neurofilamento:

É reconhecida uma família de três proteínas de neurofilamento, com pesos moleculares de 68, 160 e 200 kD. Embora largamente restrita aos neurónios e seus tumores, a coexpressão de neurofilamentos de baixo peso molecular e citoqueratina foi demonstrada em alguns tumores neuroendócrinos. Neuroblastoma olfativo. Os neuroblastomas, o ganglioneuroma e o tumor de células de Merkel expressam o antigénio do neurofilamento. Foi observada uma grande variabilidade na expressão de neuroblastomas, dependendo do estádio de diferenciação. Muhai et al demonstraram que o anticorpo monoclonal para a proteína de neurofilamento 68 k D é o mais fiável para a deteção de neuroblastomas. Não foi provado que seja um marcador útil para os tumores neuroendócrinos.

6] Recetor do Fator de Crescimento Nervoso [NGFR]:

O recetor do fator de crescimento do nervo pode ser identificado em muitas doenças benignas e malignas

tumores da bainha nervosa e tumores neuroblásticos. Podem ser detectados em quase todos os tumores de células granulares, neurofibromas e schwannomas. Podem também ser identificados em sarcomas sinoviais, hemangiopericitomas e tumores do músculo liso.

Capítulo 13

MARCADORES NEUROENDÓCRINOS

1] Sinaptofisina:

A sinaptofisina é uma proteína transmembranar de 38 k D associada às vesículas pré-sinápticas dos neurónios. Este neurotransmissor encontra-se em grânulos neurosecretores citoplasmáticos e fornece provas morfológicas e químicas da origem celular. Foi identificado em neurónios normais, em células neuroendócrinas da medula suprarrenal, da hipófise e da tiroide e nos respectivos tumores. Foi utilizada para a deteção de tumores neuroblásticos, paraganglioma, carcinomas neuroendócrinos, tumor de células de Merkel e carcinoma medular da tiroide. A utilização da sinaptofisina como marcador da diferenciação neuroendócrina na prática de diagnóstico de rotina tem sido limitada pela falta de reagentes que funcionem de forma fiável em tecidos fixados em formalina e incluídos em parafina.

2] Cromogranina:

A cromogranina A é um membro da família das cromograninas, proteínas que se encontram nos grânulos secretores neurais dos tecidos endócrinos e são reconhecidas como marcadores da diferenciação neuroendócrina. A imunorreactividade é tipicamente granular e a sua intensidade está relacionada com a concentração de grânulos neurosecretores numa célula. A expressão diferencial das citoqueratinas e da cromogranina pode ser útil para distinguir vários tipos de tumores neuroendócrinos. A combinação da positividade da queratina e da cromogranina num tumor da tiroide é típica do carcinoma medular da tiroide, o que pode ser confirmado pela reatividade à calcitonina. A positividade da cromogranina na ausência de reatividade da queratina é típica do paraganglioma.

Capítulo 14

MARCADORES LINFÓIDES

1] Marcador de células linfóides T:

a. ***CD3:*** O antigénio CD3 ou T3 é um grupo de cinco polipéptidos diferentes com uma gama de peso molecular de 16-28 k D. A maioria dos anticorpos reconhece a cadeia de 20 k D. A ligação do anticorpo CD3 às células T induz o influxo de cálcio e a proliferação, o que leva a crer que o grupo de moléculas CD3 está envolvido na sinalização intracelular após a ligação do antigénio ao recetor das células T.
b. ***CD43:*** A molécula CD43, leucosialina, é uma glicoproteína de superfície presente nas células T, nos monócitos, nos granulócitos e nos glóbulos vermelhos. É utilizada como marcador de células T, mas está presente em algumas formas de linfomas de células B de baixo grau. É utilizada para confirmar tumores de linhagem de células T.[76]
c. ***CD45 RO:*** Representa uma isoforma 180 k D do CD45 presente na maioria das células T, em subconjuntos menores de células B e em monócitos. A maioria dos linfomas de células T pode ser identificada com o anticorpo anti CD45 RO; menos de 1% dos linfomas de células B são reactivos. O cocktail anti-CD45 é particularmente útil na avaliação de tumores indiferenciados de células redondas, porque cora o linfoma mas não o carcinoma, o sarcoma ou o melanoma. É o marcador mais utilizado.

2] Marcadores linfóides de células B;

a. ***CD20***: O CD20 denota uma molécula de peso molecular 35 k D presente nas células linfóides B. Aparece relativamente tarde durante a mutação das células B, mas persiste até à fase de células pré-plasmáticas e é considerado um marcador altamente específico das células B., marcando aproximadamente 95% destas células. Aparece relativamente tarde durante a mutação das células B, mas persiste até à fase de células pré-plasmáticas e é considerado um marcador altamente específico das células B, marcando aproximadamente 95% destas células. O seu gene está presente no cromossoma 11,q12-q13. O anticorpo L26 é o anticorpo CD20 mais utilizado, que reconhece a maioria dos linfomas malignos do tipo de células B e alguns linfomas que não são reactivos ao anti-CD45. Pensa-se que o L26 é reativo a um epítopo associado à membrana intracelular do antigénio CD20.

b. ***CD79a:*** Pode ser detectado e utilizado para confirmar a linhagem de células B em alguns linfomas de células B invulgares em que não há expressão detetável de CD20. É expressa no início do desenvolvimento das células B e persiste até ao estádio de plasmócito.

c. ***CD45RA:*** A isoforma CD45RA encontra-se nas células B, nos monócitos e num subconjunto de células T. Trata-se de uma isoforma de 220 k D, que apresenta reatividade a anticorpos em tecidos fixados em formalina. A maioria dos linfomas de células B pode ser reconhecida através da utilização deste marcador.

d. ***CD10***: É uma enzima associada à membrana, endopeptidase neutra, que é expressa em células pré-B normais, células do centro folicular e numa subpopulação de timócitos. O CD10 é utilizado em alguns centros de investigação em tecido congelado para ajudar na classificação dos linfomas de células B.

3] Marcadores de células de Hodgkin:

a. ***CD15:*** É um antigénio de hidratos de carbono anteriormente designado por hapteno X, composto por galactose, fucose e N-acetil-glucosamina ligadas numa sequência específica. Está presente nos grânulos secundários das células mielóides e a sua expressão é observada em tumores malignos mielóides e em alguns tumores monocíticos, nas células de Hodgkin e em alguns linfomas de células T e B de alto grau. O CD15 é expresso pelas células de Reed Sternberg e é utilizado na identificação da doença de Hodgkin.

b. ***CD30:*** O antigénio CD30 é uma glicoproteína transmembranar com um peso molecular de 90 k D. Pode ser modificado pela adição de moléculas de 15 k D ou 3 k D. Os anticorpos ki1 e Ber H2 reconhecem epítopos diferentes presentes nas moléculas precursoras e maduras.[77] O CD30 parece ser um marcador da ativação das células linfóides e encontra-se nas células do linfoma de Hodgkin e do linfoma anaplásico de grandes células. O BerH2 é o anticorpo mais utilizado para o CD30.

4] Linfomas anaplásicos de grandes células:

a. **CD30:** A expressão membranar de CD30 pelas células tumorais dos linfomas anaplásicos de grandes células é considerada uma importante ferramenta de diagnóstico.

b. **Alk -1:** Os linfomas anaplásicos de grandes células também expressam tirosina quinase citoplasmática aberrante relacionada com translocações cromossómicas, normalmente t (2:5). O anticorpo Alk-1 para esta enzima é considerado útil na identificação da maioria destas lesões.

5] Diversos:

O diagnóstico dos linfomas diferenciados das células B, especialmente das formas plasmocitóides, pode ser confirmado através da identificação de uma população monoclonal kappa ou gama. Alteração significativa da relação normal de 30%: 70% do rácio kappa: gama típico de populações de células B não neoplásicas seria uma forte evidência de uma população monoclonal de células.

A desoxinucleotidil transferase terminal (Tdt) é uma enzima que pode ser expressa por células de leucemia aguda, especialmente as de leucemias mielóides e linfoblásticas agudas. A coloração imuno-histoquímica pode ser útil na identificação de infiltrados leucémicos nos tecidos orais e pode ajudar a separar as leucemias dos linfomas. No entanto, deve ter-se cuidado, porque nem todas as leucemias agudas o expressam.

A diferenciação granulocítica pode ser confirmada com anticorpos contra a mieloperoxidase. O CD68 é uma molécula lisossómica intracitoplasmática presente em células mielóides, histiócitos e mastócitos. É altamente expressa por macrófagos e neutrófilos. O KP1 parece ser o anticorpo mais fiável para a deteção do antigénio. Outros anticorpos associados a macrófagos {ou seja, MAC 387, HAM-57, PG-M1} são menos utilizados, mas estão disponíveis para confirmação, se necessário. O CD66 encontra-se nos granulócitos e nos precursores mielóides e pode, consequentemente, reconhecer uma vasta gama de tipos de células, incluindo células epiteliais glandulares e respectivos tumores. O CD61 tem reatividade específica com trombócitos, megacariócitos e megacarioblastos.

Capítulo 15

MARCADORES APOPTÓTICOS

1] Família Bcl-2:

O gene humano Bcl-2 foi identificado por análise molecular da translocação cromossómica t (14:18) em linfomas foliculares de células B. É o gene mais importante da família Bcl2 e demonstrou ser um regulador crítico da apoptose. A maioria dos estudos sobre a família Bcl2 em tecidos orais concentrou-se predominantemente em Bcl2 e Bax. A sobre-expressão imunohistoquímica de Bcl2 foi observada em carcinomas da nasofaringe, pulmão, bexiga urinária, cólon, tiroide e cavidade oral. Pensa-se que a expressão preferencial da proteína Bcl2 nos queratinócitos orais humanos pré-malignos e malignos protege as células da apoptose e torna-as susceptíveis a mutações e à progressão do tumor. Foi demonstrado que o aumento de Bcl2 nas células endoteliais do CCEO aumenta a angiogénese tumoral e acelera o crescimento do tumor. A maior imunomarcação para a proteína Bcl2 é consistente com uma maior expressão do ARNm da Bcl2. Nos carcinomas bem diferenciados, apenas as células periféricas das ilhas tumorais foram fracamente coradas. Os carcinomas pouco diferenciados apresentaram uma imunomarcação forte e difusa para Bcl2.

A Bax, outro membro da família Bcl2, é uma proteína pró-apoptótica detectada nos tecidos orais. Encontra-se em todas as camadas do epitélio oral normal e displásico. Foi demonstrado que a Bax diminui com a diferenciação do tumor. Os carcinomas pouco diferenciados apresentam uma imunomarcação muito fraca ou nula. A baixa expressão de Bax está correlacionada com o mau prognóstico do carcinoma oral de células escamosas. Tanto em tecidos normais como em tecidos tumorais, a distribuição de Bax é inversamente proporcional a Bcl2 e desempenha um papel importante como inibidor dominante de Bcl2. Korsmeyer et al sugeriram que o rácio Bcl2 / Bax controla a suscetibilidade relativa das células a estímulos letais. Os rácios mais elevados foram encontrados em carcinomas pouco diferenciados do que em carcinomas bem diferenciados. Estes resultados sugerem que a expressão desregulada de Bcl2 e Bax pode estar associada à diferenciação e, por conseguinte, ao prognóstico dos carcinomas orais.

O papel desempenhado por outros membros da família Bcl2 não foi tão amplamente estudado como Bcl2 e Bax, Bak e Bcl-x foram detectados precocemente durante a tumorigénese oral. Pensa-se também que o Bcl-xl desempenha um papel na progressão do tumor. Foi demonstrado que Bag1, uma proteína antiapoptótica, prediz o potencial metastático e o prognóstico dos carcinomas orais.

A expressão destes membros da família Bcl2 também é estudada em tumores odontogénicos, principalmente no ameloblastoma. A proteína Bcl2 é expressa nos germes dentários, cujo componente epitelial pode atuar como o precursor histogenético do ameloblastoma. A expressão excessiva da proteína Bcl2 nas células tumorais reflecte que estas não só têm atividade proliferativa como também inibem a morte celular, causando assim a progressão dos tumores.

Capítulo 16

MOLÉCULAS DE ADESÃO CELULAR

As moléculas de adesão celular são essenciais para a manutenção da integridade dos tecidos, mas também actuam como receptores de sinalização, que regulam uma série de funções normais durante o desenvolvimento, a diferenciação e a cicatrização de feridas. Estas funções são mediadas principalmente por estas grandes famílias de moléculas de adesão celular, as integrinas, as caderinas, as selectinas e os sindecanos, que são moléculas de adesão dependentes do cálcio, e pelo outro grupo de moléculas de adesão independentes do cálcio.

1] Moléculas de adesão dependentes do cálcio:

a. *Caderinas:*

As caderinas são uma família de glicoproteínas de superfície celular que actuam como moléculas de adesão intercelular através da ligação homofílica dependente de cálcio. As CDs são proteínas transmembranares que formam complexos intracelulares com várias proteínas e componentes do citoesqueleto. Formam junções intercelulares e medeiam mecanismos de transdução de sinal que controlam acontecimentos celulares, incluindo a polaridade, a diferenciação, o crescimento e a migração das células. As CDs clássicas foram originalmente descritas pela sua especificidade tecidular; as CDs epiteliais [E-CD], neurais [N-CD] e placentárias [P-CD] têm sido utilizadas como marcadores na identificação de tecidos benignos e de alguns processos neoplásicos.[78] A extremidade citoplasmática das Caderinas associa-se a várias proteínas intermediárias denominadas cateninas, que são alfa, beta e gama. Estas interacções são necessárias para a função epitelial adequada e para a integridade dos tecidos. Qualquer defeito nos componentes relacionados resultaria num resultado desfavorável, como a invasão ou metástase de células tumorais para órgãos distintos não relacionados. Existem provas substanciais de que as mutações ou defeitos reversíveis nas caderinas e cateninas são importantes em muitas doenças malignas. Estudos sugeriram que um sistema de adesão anormal E-Caderina-Catenina é um fenómeno comum no carcinoma mucoepidermóide.[79] Assim, para prever a invasão tumoral e a metástase de carcinomas, é útil investigar não só a expressão de Cadherin, mas também a de catenin. Verifica-se que a E-CD e a P-CD estão associadas ao mecanismo de carcinogénese oral. No epitélio oral normal, a E-CD é observada nas células basais e espinhosas, enquanto a P-CD apenas na camada basal. Na displasia e nos carcinomas bem diferenciados, foram observadas em todas as camadas de células espinhosas. A expressão reduzida de ambas as moléculas foi parcialmente observada na região invasiva. Assim, as expressões de E-CD e P-CD em muitos carcinomas humanos estão estreitamente ligadas à invasividade e ao grau de diferenciação celular. A regulação negativa das moléculas de adesão celular é considerada um evento maligno comum na progressão da invasão e metástase do cancro. A E-Caderina perde-se em quase todos os cancros epiteliais, conduzindo à sua progressão.

b. *Selecções:.*

São glicoproteínas transmembranares, que podem ligar-se a grupos de hidratos de carbono nas superfícies celulares para permitir o movimento entre as duas. Foram identificadas três moléculas: L-selectinas, E-selectinas e P-selectinas.[80] O recrutamento do infiltrado linfofagocitário caraterístico da codição pré-maligna, como o líquen plano, está relacionado com a expressão endotelial de uma série de moléculas de adesão. A regulação positiva da selectina-E e da selectina-P é importante para a manutenção ou persistência das lesões de líquen plano.

c. *Integrinas:*

Trata-se de glicoproteínas que, normalmente, medeiam a adesão entre as células e os componentes extracelulares dos tecidos. Esta família de moléculas transmembranares heterodiméricas é composta por duas subunidades alfa e beta. Estão envolvidas em mecanismos biológicos dinâmicos, como a sinalização celular e a regulação da expressão genética que conduz à migração, proliferação e diferenciação, tanto em processos normais como neoplásicos. As subunidades da integrina beta são expressas principalmente em tumores de origem epitelial. A sua expressão depende da diferenciação e do potencial invasivo do tumor. O carcinoma adenoide cístico, por exemplo, apresenta uma expressão discreta, reflectindo provavelmente o seu comportamento agressivo. A escassa expressão de Integrina para abundantes componentes da matriz extracelular pode estar relacionada com os mecanismos invasivos do ACC.[81] As células pouco diferenciadas são negativas para Integrinas. Em contraste, nos tumores menos agressivos, como o adenocarcinoma polimorfo de baixo grau, observa-se uma coloração mais intensa. A desregulação das Integrinas e das Caderinas tem sido referida como um requisito para o crescimento maligno e a invasão das células.

d. *Síndicos*

Constituem uma família de quatro proteoglicanos de sulfato de heparano de superfície celular que interagem com componentes da matriz extracelular e outros componentes da superfície celular e factores de crescimento, incluindo o FGF O sindecano-1, o membro protótipo desta família, funciona como um recetor da matriz que transduz informações entre a matriz extracelular e o interior da célula. Nos epitélios escamosos estratificados, propõe-se que o sindecan 1 funcione como uma molécula de adesão célula-célula. Desempenha também um papel importante na regulação do crescimento e da diferenciação celular. Durante a cicatrização de feridas, a sua expressão é reforçada, mas no tecido maduro limita-se às células epiteliais. Soukka et al referiram que as áreas, bem como as ilhas infiltrantes do carcinoma invasivo, eram fracamente positivas ou negativas para o sindecan1. Foi detectada uma acentuada desregulação do sindecan nos carcinomas da cabeça e do pescoço, bem como no colo do útero, em comparação com o epitélio normal. Além disso, está envolvido na regulação da morfologia, proliferação e diferenciação celular e a sua ausência em células transformadas pode estar associada a uma proliferação descontrolada, a uma adesão reduzida e a uma diferenciação perturbada das células tumorais. Assim, poderá ser um marcador útil para avaliar lesões pré-malignas da região da cabeça e do pescoço e a sua progressão para cancro.

2] Moléculas de adesão independentes do cálcio:

Estas são as glicoproteínas, cujo domínio externo é semelhante ao das moléculas de imunoglobulina. São maioritariamente proteínas transmembranares, mas algumas delas são inteiramente externas, quer ligadas à membrana celular, quer segregadas como componentes solúveis da matriz extracelular. Apresentam uma ligação homofílica. Foram descritos muitos tipos diferentes em diferentes tecidos. A invasão perineural e vascular pode estar relacionada com alterações na expressão destas moléculas de adesão celular nas células tumorais, que podem ser discutidas da seguinte forma

a] *N-CAM*:

A molécula de adesão de células neurais ou antigénio CD56 humano, normalmente expressa por células da bainha dos nervos periféricos, também é expressa por células neoplásicas no carcinoma adenoide quístico, adenocarcinoma polimorfo de baixo grau que indica invasão perineural.[82] Verifica-se também que está positivamente correlacionada com células neoplásicas de carcinoma de células escamosas que apresentam invasão perineural. Verificou-se que era expressa no adenoma pleomórfico, mas estava ausente no carcinoma ex-adenoma pleomórfico. A N-CAM parece desempenhar um papel anti-invasivo no desenvolvimento do tumor. Saleh et al sugeriram que ela se comporta como uma molécula supressora de tumor, que é expressa nas neoplasias benignas e é desregulada após a malignidade, quando esse tumor assume um comportamento invasivo. Por outro lado, no cancro do ducto biliar, no carcinoma da vesícula biliar e no carcinoma de células escamosas da cabeça e do pescoço, a N-CAM tem sido implicada na disseminação perineural.

b] *I-CAM:*

A molécula de adesão intercelular ou antigénio CD54 humano encontra-se nas células endoteliais e epiteliais. A sua expressão alterada é observada em tumores. O significado biológico da I-

A expressão de CAM pelas células tumorais ainda não é clara. No entanto, estudos anteriores sugeriram que a ativação das células T estava relacionada com algumas moléculas de superfície celular nas células alvo, como a ICAM expressa nas células tumorais.[83] A sua expressão aumentada aumenta a suscetibilidade das células tumorais à lise pelo sistema imunitário. No entanto, a sua ausência ajuda-as a escapar ao reconhecimento e à destruição pelos linfócitos T e a conseguir espalhar-se dos locais originais para formar tumores metastáticos. Assim, a I-CAM pode ser importante para a vigilância imunitária pelos linfócitos T e a sua ausência é crítica para a invasão e a metástase do tumor.

c] *H-CAM:*

O antigénio CD44 humano encontra-se nas células de schwann e noutras células epiteliais. A expressão aberrante de H-CAM em tumores pode facilitar a invasão perineural. No entanto, o seu papel como marcador é ainda controverso.

Para concluir, em geral, a redução das moléculas de adesão nos tumores favorece a sua rápida disseminação local e a formação de colónias secundárias noutros locais.

Capítulo 17
MARCADORES DE OSSOS

a. *CD99:*

O CD99, o produto do gene MIC2, é uma glicoproteína. Os níveis elevados deste antigénio podem ser identificados com a ajuda do O13, um anticorpo monoclonal que se liga a esta glicoproteína. É útil na identificação do sarcoma de Ewing e dos tumores neuroendócrinos periféricos, que são neoplasias estreitamente relacionadas, se não idênticas. Partilham translocações cromossómicas semelhantes; predominantemente translocações t(11;22) e também expressam a glicoproteína de superfície celular CD99 codificada pelo gene MIC2. A interpretação dos tumores de células redondas deve ser feita tendo em conta que alguns linfomas e rabdomiossarcomas também podem apresentar uma coloração positiva com este anticorpo, embora o CD45 e os marcadores musculares possam ser utilizados para separar esta situação. Os tumores fibrosos solitários também apresentam uma coloração positiva para CD99. Embora seja específico para o sarcoma de Ewing, a presença de alterações genéticas pode ser investigada para fornecer um marcador de diagnóstico sensível e específico.[84]

b. *Osteocalcina:*

Os marcadores ósseos são úteis para avaliar a reabsorção e a formação óssea actuais. A osteocalcina é o marcador bioquímico da formação óssea mais frequentemente medido.[85] Trata-se de uma proteína não colagénica que se liga ao cálcio e que se encontra na matriz orgânica do osso e da dentina. A função da osteocalcina não foi definida com exatidão, mas os estudos sugerem que pode desempenhar um papel na renovação óssea. A osteocalcina circulante é um marcador osteoblástico altamente específico e tem sido utilizada para avaliar graus relativos de renovação óssea em muitos estudos clínicos. No entanto, a sua aplicação na prática de rotina tem sido limitada pela existência de múltiplas formas de osteocalcina na circulação e por discrepâncias na capacidade dos ensaios disponíveis para detetar essas formas. Os conhecimentos actuais sobre a síntese e o catabolismo da osteocalcina sugerem que a medição da molécula intacta e de um grande fragmento da molécula intermédia com terminação N proporcionará a avaliação mais exacta da formação óssea.[86]

e. *Fosfatase alcalina:*

A fosfatase alcalina óssea é considerada mais útil do que outros marcadores ósseos. É mais específica e sensível do que a fosfatase alcalina total. Os recentes avanços na tecnologia de ensaio para o soro ósseo incluíram o desenvolvimento de um anticorpo monoclonal com elevada especificidade para a fosfatase alcalina óssea. Os dados clínicos demonstram que a AlP óssea é um indicador sensível e fiável do metabolismo ósseo.[87] Embora seja um produto direto dos osteoblastos, representa um turnover ósseo global quando os processos de reabsorção e formação óssea permanecem acoplados.[88] A sua utilidade é comprovada em várias doenças e tumores ósseos.

f *Proteína Morfogénica Óssea [BMP]:*

A BMP, um dos membros da superfamília TGF beta, é uma substância indutora de osso eficaz, que existe principalmente na matriz do osso e da dentina humanos e animais*L* . Verifica-se que o desenvolvimento do osso e de algumas doenças ósseas está intimamente relacionado com a BMP. A caraterística mais importante das BMP é a sua capacidade de induzir a formação de osso e cartilagem quando transplantadas para tecidos não ósseos, como o músculo. Investigações recentes indicaram que as BMP desempenham um papel importante não só na formação óssea, mas também na diferenciação de muitos tecidos, incluindo germes dentários e algumas células tumorais.[89] Foram desenvolvidos anticorpos monoclonais contra a BMP para serem utilizados na sua identificação. Os resultados dos estudos mostraram que a BMP existe principalmente nos osteócitos ou condrócitos do tumor e, em parte, na matriz osteo e condro do tumor.[90] No diagnóstico histopatológico, o osteossarcoma pode ser erradamente reconhecido como fibrossarcoma se a amostra não apresentar tecido ósseo novo na biopsia. Os osteossarcomas podem ser diferenciados dos fibrossarcomas e de outros tumores não derivados do osso, uma vez que os osteossarcomas apresentam uma grande quantidade de BMP, mas nenhum dos fibrossarcomas a continha. Também pode ser útil no diagnóstico dos osteossarcomas que metastizam do osso para os tecidos moles, como o pulmão. Foi detectado em histiocitomas fibrosos malignos, lipossarcomas, leiomiossarcomas, schwannomas malignos, tumores das glândulas salivares e condrossarcomas.[91] Alguns também apresentam positividade para BMP. A maioria deles são aqueles em que foi observada a formação de dentina, cemento ou esmalte. O fibroma cementário, o cementoblastoma benigno, o fibroma odontogénico e o odontoma composto foram positivos, enquanto o ameloblastoma, o AOT e o CEOT apresentaram uma reação negativa. A razão para isso é que o epitélio odontogénico nos três últimos pode ser imaturo e incapaz de sintetizar BMP detetável.

Por conseguinte, a BMP pode ser utilizada para diferenciar o ameloblastoma de outros tumores odontogénicos, como o fibroodontoma ameloblástico e os odontomas em desenvolvimento. Assim, pode ser usada como um marcador para a formação de osso e matriz calcificada e pode desempenhar um papel importante na diferenciação dos tumores ósseos.[92]

Capítulo 18

MARCADORES METASTÁTICOS

A aplicação de imunohistoquímica é por vezes útil para determinar o órgão de onde se originaram as neoplasias epiteliais metastáticas para os maxilares. Utilizando colorações para citoqueratinas 7, 20 e vilina (a proteína de ligação à actina) nas microvilosidades, os locais primários de origem podem ser razoavelmente bem previstos. Além disso, o anticorpo monoclonal para o antigénio específico da prostata pode ser eficaz na identificação do adenocarcinoma metastático da prostata em secções fixadas em formalina.

Perfil de coloração de tumores malignos epiteliais metastáticos

Pulmão [adeno]	Ck 7 +, ck 20 -, villin+
Pulmão [SCC]	Ck 7 -, ck 20 -
Cólon	Ck 7 -, ck 20 +, villin+
Peito	Ck 7 +, ck 20 -, villin -
Rim	Ck 7 -, ck 20 -, villin -
Prostrado	Ck 7 -, ck 20 -, PSA +
PSA: Antigénio Específico da Próstata	

Capítulo 19

RESOLUÇÃO DE PROBLEMAS DE DIAGNÓSTICO

Durante muitos anos, a coloração com hematoxilina e eosina foi considerada o padrão de ouro para o diagnóstico de tumores, sendo as técnicas histoquímicas um complemento. Embora esta continue a ser o cerne da prática da patologia cirúrgica da cabeça e do pescoço, a imuno-histoquímica tornou-se uma ferramenta poderosa no arsenal dos patologistas. Desempenha um papel crucial no diagnóstico de tumores difíceis e equívocos. A expressão tumoral previsível de muitos dos mesmos antigénios que as suas células de origem ou homólogos de tecido normal valida o princípio da classificação tumoral por imunohistoquímica. A distinção entre neoplasias indiferenciadas de diferentes origens é conseguida através da deteção de antigénios tumorais utilizando um painel de anticorpos. Isto pode ser aumentado pela inclusão de uma gama mais vasta de marcadores tumorais mais específicos que servirão para refinar o diagnóstico. Este capítulo trata da utilização desses painéis abrangentes em áreas de diagnóstico específicas.

Os tumores de diagnóstico difícil dividem-se geralmente nos seguintes subconjuntos morfológicos

Sn	Subconjuntos	Tumores
1.	Tumores de células redondas pequenas	Carcinoma de células escamosas, adenocarcinoma, rabdomiossarcomas, melanoma, Doença das células de Langerhan, Neuroblastoma, Tumor de Ewing/PNET, Tumor das células de Merkel, Tumores linfóides.
2.	Tumores de células redondas grandes	Carcinoma de células escamosas, Adenocarcinoma, Rabdomiossarcomas, Melanoma, Tumores linfóides, Paraganglioma.
3	Tumores de células fusiformes	Carcinoma de células fusiformes, rabdomiossarcomas, leiomiossarcomas, neurossarcomas, sarcoma de Kaposi, tumores miofibroblásticos.

4	Tumores metastáticos dos maxilares	Pulmão, Gastrointestinal, Mama, Rim, Prostrado.
5.	Glândula salivar menor tumores	Carcinoma polimorfo de baixo grau, carcinoma adenoide cístico, adenoma monomórfico.

Algoritmo de diagnóstico

Mínimo o painel inclui	CARCINOMA	MELANOMA	LYMPHOMA	SARCOMA
Citoqueratina	+	-	-	-
Vimentina	-	+	+	+
LCA [CD45]	-	-	+	-
DESMIN	-	-	-	+ / -
S100	+ / -	+	-	-

anticorpos extra para um painel robusto	*CARCINOMA*	*MELANOMA*	*LYMPHOMA*	*SARCOMA*
	EMA :adeii< "carcinoma	*HMB 45*	*CD3: Célula T*	*Actina: Músculo*
	CEA: Carcinoma	*MART-1*	*CD20: Célula B*	*S100:*
				lipossarcomas Condrossarcomas Schwannomas melanoma
	Cromogranina/NSE: Neuroendócrino		*CD30: Linfoma de Hodgkin ou linfoma anaplásico de grandes células.*	*CD34, CD31, Fator VIII: Angiossarcoma*

Carcinoma Classificação;

O refinamento do diagnóstico dos tumores positivos para citoqueratina é necessário devido às diferenças fenotípicas observadas entre os vários tipos básicos de carcinoma. O painel de anticorpos e o algoritmo de diagnóstico que podem ser utilizados para indicar o tipo de neoplasia maligna epitelial e o seu provável local de origem são os seguintes

Tumores	Painel de tumores epiteliais
Adenocarcinoma	EMA (membrana, citoplasma, lúmen intracitoplasmático) + CK 8 /18 +
Carcinoma de células escamosas	EMA (citoplasmático) + CK 10 /13 +
Carcinoma de células transicionais	CK 8 /18 + , CK 7 +

Classificação do Sarcoma:

A tabela seguinte apresenta pormenores sobre o painel de anticorpos adequado para a classificação do sarcoma:

Painel	**Célula de spin dle**	**Fibr o**	**Leiomy o**	**Rhabdo Myo**	**Epitelial Sinovial**	**Angio**	**Lipo**	**Chondr o**	**EM**
CK	+	-	-	-	+	-	-	-	-
Vim	-	+	+	+	+	+	+	+	+
SMA	-	-	-	+	-	-	-	-	-

AMA	-	-	-	+	+	-	-	-	-
DES	-	-	-	+	+	-	-	-	-
Myb	-	-	-	-	+	-	-	-	-
S 100	-	-	-	-		-	+	+	+
CD31, CD34 FVIII	-	-	-	-	-	+		-	-

EM - Schwannoma maligno	+: positivo
AMA-All Muscle Actin (actina muscular total)	-: negativo
SMA - Actina do músculo liso	

Classificação do linfoma:

Trata-se de uma área de diagnóstico complexa e exigente, que requer a correlação entre as características morfológicas do tipo de células linfóides, a arquitetura dos gânglios linfáticos e a classificação imunofenotípica. O quadro seguinte apresenta pormenores sobre o painel de anticorpos de diagnóstico mínimo e mais robusto adequado para a classificação do linfoma, um algoritmo para a fenotipagem básica de tumores linfóides.

Mínimo Painel	**Célula B**	**Célula T**	**Hodgkin Célula**	**Mieloma múltiplo Célula**

CD 45 RA	+	-	+	-
CD 20	+	-	+	-
CD45 RO	-	+	-	-
CD43	-	+	-	+/-
CD3	-	+	-	-
CD30	+/-	+/-	+	+/-
CD15	-	-	+	-
Superfície Ig / Ig citoplasmática	+	-	-/+	-/+

Com base nestes resultados, pode ser efectuada uma sequência mais específica de imunocoloração com anticorpos específicos para uma classificação precisa do tumor. Um cocktail destes marcadores tumorais ajudará a chegar ao diagnóstico final. As neoplasias orais e os anticorpos mais frequentemente utilizados para confirmar o diagnóstico estão listados a seguir:

s.n	**Neoplasias**	**Antigénios**
1	**Carcinomas**	**Queratinas**

2	**Adeno-carcinomas**	**Queratinas**
3	**Tumores das glândulas salivares**	**S100, actinas, calponina**
4	**Rabdomiossarcomas**	**Desmina, mioglobina, actina, Miogenina**
5	**Leiomiossarcoma**	**Actina do músculo liso**
6	**Neurossarcoma**	**S100, Neurofilamento**
7	**Angiossarcoma e sarcoma de kaposis**	**CD34, CD31, antigénio do Fator VIII.**
8	**Melanoma**	**HMB45, MART-1, S100**
9	**Doença das células de Langerhan**	**CD 1a**

10	<u>**Linfomas:**</u>	**CD45**
A	**Linfomas de células B**	**CD20, CD45 RA**
B	**Linfomas de células T**	**CD3, CD43, CD45 RO.**
C	**Linfomas anaplásicos de grandes células**	**CD30, ALK-1**
D	**Linfomas de Hodgkin**	**CD15, CD30**
11	**Mieloma de células plasmáticas**	**Imunoglobulina**
12	**Infiltrados leucémicos**	**Tdt, Mieloperoxidase**
13	**Carcinoma neuroendócrino/ Paraganglioma**	**Sinaptofisina, Cromogranina, Neurofilamento**

14	**Neuroblastoma olfativo**	**Sinaptofisina, Cromogranina, Neurofilamento**
15	**Sarcoma de Ewing / PNET**	**CD99**
16	**Tumor fibroso solitário**	**CD99, CD34, Bcl 2**

Assim, o conhecimento dos princípios e da prática da imunohistoquímica aplicada torna o patologista mais competente, através de uma maior compreensão da diferenciação e classificação dos tumores, constituindo uma ferramenta importante no diagnóstico microscópico de tumores difíceis e na investigação de tumores.

CONCLUSÃO

O cancro é identificado como a doença mais terrível da era, apesar das numerosas investigações sobre a sua patogénese. Os aspectos de diagnóstico e prognóstico continuam a ser um enigma. Para tal, é necessário dispor de meios de diagnóstico precisos para detetar vários tumores malignos no seu estado pré-maligno. O estudo dos marcadores tumorais deu uma nova esperança neste domínio, mas a aplicação destes marcadores na compreensão da patogénese, do diagnóstico e do prognóstico dos tumores malignos ainda não está totalmente estabelecida e exige uma melhoria, um refinamento e uma precisão adicionais nos estudos.

O cancro é uma doença genética. A desregulação entre os sinais promotores e inibidores do crescimento está no centro da génese do cancro. A sobreexpressão de oncogenes, como o p53, e a expressão alterada de proteínas apoptóticas podem servir como importantes marcadores tumorais, que têm um potencial curso e resultado.

Assim, o marcador tumoral tem potencial para encontrar aplicação para além do campo do diagnóstico, o que pode ser explicado da seguinte forma:

1. Uma ajuda para decidir a modalidade de tratamento do paciente.
2. Na deteção de metástases ou de malignidade oculta.
3. Estudar a resposta do doente à terapêutica e detetar a recorrência numa fase mais precoce.
4. Prever o prognóstico.

É provável que, no futuro, estes métodos entrem cada vez mais no diagnóstico e na gestão quotidiana dos doentes. O patologista continuará a desempenhar um papel fundamental no diagnóstico e estará provavelmente numa posição privilegiada para orientar a aplicação e a interpretação destes testes, à medida que passam do laboratório de investigação para a patologia de diagnóstico.

Os recentes avanços na definição destes mecanismos fundamentais da biologia tumoral através de marcadores tumorais podem permitir que a prevenção, o diagnóstico e o tratamento do cancro sejam abordados a nível molecular. No entanto, como a nomenclatura da oncologia molecular está cada vez mais distante da linguagem do clínico, nós, patologistas, devemos ser capazes de traduzir e avaliar os objectivos e o sucesso destes novos diagnósticos e estratégias terapêuticas.

REFERÊNCIAS

JANICE GABRIEL A Biologia do Cancro, Segunda Edição

Eugene Myers: Cancro oral

Marx e Stern: Patologia Oral e Maxilofacial

Buamah, Gibb, Bates e Ward, Serum alpha fetoprotein heterogeneity as a means of differentiating between primary hepatocellular carcinoma and hepatic secondaries: *Clinica Chimco Actu. 139 (1984) 313-316*

Kazuhisa Taketaa, Eriko Ichikawa, Kazuo Umetsub e Tsuneo Suzukib: Allomyrina dichotoma lectin-nonreactive a-fetoprotein in hepatocellular carcinoma and other tumors: comparison with ricinus communis agglutinin-I: *Cancer Letters, 31 (1986) 325-331*

Anna-Lisa Siderholm, Christian Lindqvist, Caj Haglund: Marcadores tumorais e exames radiológicos no acompanhamento de pacientes com cancro oral: *Journal of Cranio-Maxillo-Facial Surgery 1992,20,211-215*

Hubert G. Hotz, Joe Hines, Rizwan Masood, Birgit Hotz, Thomas Foitzik, Heinz J. Buhr, Parkash S. Gill, Andhoward A. Reber, VEGF antisense therapy inhibits tumor growth and improves survival in experimental pancreatic cancer. *Surgery2005; 137:192-9.*

Y. Okajia,B, N.H. Tsunoa,B, S. Saitoa, S. Yoneyamaa, M. Tanakac, H. Nagawaa, K. Takahashiy. Okaji et al. Vacinas que visam a angiogénese tumoral - uma nova estratégia para a imunoterapia do cancro. *EJSO 32 (2006) 363-370*

Lawrence J. Williams,A Christina R. Harris,A Peter W. Glunza e Samuel J. Danishefskya,B. Em busca de uma vacina anticancerígena: uma construção monomolecular contendo múltiplos antigénios de hidratos de carbono. *Tetrahedron letters 41 (2000) 95059508*

Keisaku Sugiyama, Toshiaki Kawai, Naokazu Nagata e Minoru Suzuki, Tumor-associated carbohydrate antigens in primary pulmonary adenocarcinomas and their metastases. *Human Pathology 23:900-904, 1992.*

Yoshio Okada e Takao Tsuji. Aplicação imunohistoquímica de anticorpos monoclonais para revelar a estrutura e a localização de antigénios de hidratos de carbono relacionados com a n-acetilactosamina em células epiteliais biliares humanas. *Journal of lmmunological methods, 112 (1988) 243-249*

Masahiro Sato e Takashi Muramatsu. Oncodevelopmental carbohydrate antigens" distribuição dos antigénios ecma 2 e 3 em tecidos embrionários e adultos do rato e em teratocarcinomas. *Journal Of Reproductive Immunology, 9 (1986)*

F. Searle, S.M. Chantler, Goodall, T. Adam, K.D. Bagshawe, H.D.C. Mitchell, G.M. Boxer e P.M. Southall. Medições em série do antigénio ca em soros de doentes com doença maligna avançada da mama. *Clinica Chimica Acra, 186 (1989) 351 358*

K.S. Goonetilleke, A.K. Siriwardena. Revisão sistemática do antigénio dos hidratos de carbono (ca 19-9) como marcador bioquímico no diagnóstico do cancro do pâncreas. *EJSO 33 (2007) 266E270*

Maria Podbielska, Sten-A Ke Fredriksson, Bo Nilsson, Elwira Lisowska, Hubert Krotkiewski. Antigénios do grupo sanguíneo ABh em o-glicanos de glicocoroa humana. *Archives Of Biochemistry and Biophysics 429 (2004) 145-153*

Eun-Seop Shi, Sung-Chang Chung, Young-Ku Kim, Sung-Woo Lee e Hong-Seop Kho. Relação entre o transporte oral de cândida e o estado de secreção dos antigénios do grupo sanguíneo na saliva. *Oral Surg Oral Med Oral Pathol Oral Radiol Endod 2003;96:48-53*

X. Fan, A. Ang, K. Tao e L.J. West. Indução da expressão do antigénio humano do grupo sanguíneo a em células de rato por terapia genética utilizando vectores lentivirais que albergam genes de glicosiltransferase relacionados com abh humanos. *Transplantation Proceedings, 37, 265-267 (2005)*

I. Phocas, A. Sarandakou, D. Rizosa, F. Dimitriadoub, Th. Mantzavinosa, P.A. Zourlasa. Antigénios associados a tumores, CEA, Ca 125 e SCC no soro e no fluido folicular de ciclos estimulados e não estimulados. *European Journal of Obstetrics & Gynecology And Reproductive Biology 54 (1994) 131-136*
Antti Hakala, Barry M. Kacinski, E. Richard Stanley, Ernest I. Kohorn, Ulla Puistola, Juha Risteli, Leila Risteli, Candid Tom, e Antti Kauppila, Macrophage colony-stimulating fator 1, a clinically useful tumor marker in endometrial adenocarcinoma: comparison with Ca 125 and the aminoterminal propeptide of type iii procollagen. *Am J Obstet Gyneco Volume 173,112 119*
T. Tot, Cytokeratins 20 and 7 as biomarkers: usefulness in discriminating primary from metastatic adenocarcinoma: *European Journal Of Cancer 38 (2002) 758-763*
Ojaswini S. Upasani, Milind M. Vaidya, Avinash N. Bhisey. Base de dados sobre anticorpos monoclonais para citoqueratinas. *Oral Oncology (2004) 40 236-256.*
Vivian Barak, Helena Goike, Katja W. Panaretakis e Roland Einarsson. Clinical utility of cytokeratins as tumor markers (Utilidade clínica das citoqueratinas como marcadores tumorais). *Clinical Biochemistry 37 (2004) 529- 540*
Margit Stimp, Bernd C. Schmida, Ingrid Schiebela, Dan Tonga, Sepp Leodoltera, Andreas Obermaira, Robert Zeillingera, Expression of mucins and cytokeratins in ovarian cancer cell lines: *Cancer Letters 145 (1999) 133-141*
F. Gosselin, Macloire, Joffre, Portier, Cytokeratins as molecular markers in the evaluation of the precise differentiation stage of human gingival epithelium reconstituted in vitro: *Oral Bid. Vol. 35, Suppl.,P P. 217-22l, 1990*
C. Li, Y. Okamoto, H. Ohmura, K. Ogawa, I, Shrestha e M. Mori, Expression of cytokeratins in warthin's tumour (adenolymphoma) of parotid glands: specific detection of individual cytokeratin types by monoclonal antibodies: *Oral Oncol, Eurj Cancer, Vol. 32b, No. 5, Pp. 352-358, 1996*
Mikinori Satoa, Atsuhiko Narita, Aoko Kawakami-Kimurab, Shigeki Higashiyamac, Naoyuki Taniguchic, Seiji Akiyamad, Takashi Hashimotoa, Tadao Manabea, Reiji Kannagib, Aumento da expressão de integrinas pelo fator de crescimento EGF-like ligado à heparina em células cancerígenas esofágicas humanas: *Cancer Letters 102 (1996) 183-191*
Ross K. Mcculloch, Caroline E. Walker, Aron Chakera, Jalal Jazayeri, Peter J. Leedman, Regulation of EGF-recetor expression by EGF and TGFA in epidermoid cancer cells is cell type-specific: *International Journal Of Biochemistry& Cell Biology 30 (1998) 1265-1278*
Anne-Pascale Meert, Benoit Martin, Jean-Marc Verdebout, Marianne Paesmans, Thierry Berghmans, Vincent Ninane, Jean-Paul Sculierlung, Correlação da expressão de diferentes marcadores (p53, EGF-R, c-ERBB-2, Ki-67) nas biópsias de diagnóstico e nos correspondentes tumores ressecados no cancro do pulmão de células não pequenas: *Cancro (2004) 44, 295-301*
Michael D. Howell, Byung Eui Kim, Peisong Gao, Audrey V.Grant, Mark Boguniewicz, Anna Debenedetto, Lynda Schneider, Lisa A. Beck, Kathleen C. Barnes, e Donald Y. M. Leung, Cytokine modulation of atopic dermatitis filaggrin skin expression: *Clin Immunol 2007; 120:150-5.*
B. Presland, Melanie K. Kuechle, S. Patrick Lewis, Philip Fleckman e Beverly A.Dale, a expressão regulada de filagrina humana em queratinócitos resulta em rutura do citoesqueleto, perda de adesão célula-célula e paragem do ciclo celular: *Experimental Cell Research 270, 199-213 (2001)*
Hansjo Baurecht, Alan D. Irvine, Natalija Novak, Thomas Illig, Bettina Buhler, Johannes Ring, Stefan Wagenpfeil e Stephan Weidinger, Toward a major risk fator for atopic eczema: meta-analysis of filaggrin polymorphism data: *J Allergy Clin Immunol 2007;120:1406-12*

Fusanori Yotsumoto, Hiroshi Yagi, Satoshi O. Suzuki, Eiji Oki, Hiroshi Tsujioka Touru Hachisuga, Kenzo Sonoda, Tatsuhiko Kawarabayashi, Eisuke Mekada, Shingo Miyamoto, Validação de Hb-EGF e amphiregulin como alvos para a terapia do cancro humano: *Biochemical and Biophysical Research Communications 365 (2008) 555-561*

Peter A. Daly, Richard Simon, Charles A. Schiffer, Joseph Aisner, Paul I. Terasaki e Peter H. Wiern1k, A study of HLA antigens and haplotypes in a population of caucasians with acute non-lymphocytic leukemia: *Leukemia Research Vol. 3, No. 2, Pp. 75-82. 1979.*

Huafang Gao, Yue Tian C, Yiming Zhou, Hui Chen, Chi Zhang, Jing Cheng, Yuxiang Zhou, Os polimorfismos das sequências do intrão 1 do HLA-A e B: *Imunologia Molecular 40 (2003) 501-507*

Antoninad Olei, Franco Ameglio, Maria R. Capobianch e Robertot Ospanti, Human -type interferon enhances the expression and shedding of h-like antigens. Comparação com HLA-A,B,C e ~2-microglobulina: *Viral Research, 1 (1981) 367381*

Anajane G. Smith, Koichi Matsubara, Eric Mickelson, Ahmad Marashi, Lois Regen, Leigh Ann Guthrie e John A. Hansen, Um estudo comparativo da tipagem HLA-DRB por amplificação mediada por transcrição com o ensaio de proteção de hibridação (Tma/Hpa) versus Pcr/Ssop: *Human Immunology 55, 74-84 (1997).*

C. Max Robinson, Stephen S. Prime, Ian C. Paterson, Philip G. Guest , John W. Eveson Expression of Ki-67 and p53 in cutaneous free flaps used to reconstruct soft tissue defects following resection of oral squamous cell carcinoma: *Oral Oncology (2007) 43, 263- 271*

Oliver Koelbl, Andreas Rosenwald, Miriam Haberl, Justus Muller, Jurgen Reuther e Michael Flentje, p53 e Ki-67 como marcadores preditivos de radiossensibilidade no carcinoma de células escamosas da cavidade oral - um estudo imuno-histoquímico e clínico-patológico: *Int. J. Radiation Oncology Biol. Phys., Vol. 49, No. 1, Pp. 147154, 2001*

H. Myoung, Kim, Lee, Ok, Paeng, Yun, Correlação dos marcadores de proliferação (Ki-67 e PCNA) com a sobrevivência e as metástases nos gânglios linfáticos no carcinoma oral de células escamosas: uma análise clínica e histopatológica de 113 doentes: *Int. J. Oral Maxillofac. Surg. 2006; 35: 1005-1010*

Sabrina D. Silvaa, Michelle Agostinia, Ines N. Nishimotob, Ricardo D. Colettaa, Fabio A. Alvesa, Marcio A. Lopesa, Luiz P. Kowalskib, Edgard Graner, Expressão de ácido graxo sintase, Erbb2 e Ki-67 em carcinoma espinocelular de cabeça e pescoço. Um estudo clinicopatológico: *Oral Oncology (2004) 40 688-696*

Xin Xie, P. De Angelis, O.P.F. Clausen, M. Boysen3Significado prognóstico dos marcadores proliferativos e apoptóticos nos carcinomas espinocelulares da língua oral: *Oral Oncology 35 (1999) 502±509*

V. Donofrio, L. Lo Muzio. Mignogna, G. Troncone, S. Staibano, A. Boscaino e G. De Rosa.3Avaliação diagnóstica do carcinoma pré-canceroso e microinvasivo da cavidade oral associado ao HPV: utilização combinada das regiões organizadoras nucleolares (Agnor) e do antigénio nuclear de proliferação celular (PCNA): *Oral Onco Cancer, Vol. 31b, No. 3, Pp. 174-180, 1995*

Yukihiko Kinoshita, Masahiko Dohi, Naritaka Mizutani, And Atushi Ikeda, Effects of pre-operative radiation and chemotherapy on Agnor counts in oral squamous cell carcinoma: *American Association Of Oral And Maxillofacial Surgeons 0278-2391 1996*

D. Mukhopadhyay, R. Chatterjee And R.N. Chakraborty, Cytokinetic studies of oral cancer cells using bromodeoxyuridine labelling in relation to factors influencing prognosis, *Oral Oncol, Eur J Cancer, Vol. 31b, No. 1, Pp. 32-36, 1995.*

O. Bettendorf, J. Piffko, A. Bankfalvia. Factores prognósticos e preditivos no cancro oral de células escamosas: ferramentas importantes para o planeamento de uma terapia individual: *Oral Oncology (2004) 40 110-119*

Caroline A. Hanson, Jeffrey R. Millernon- Papéis tradicionais para a proteína supressora de tumor da polipose adenomatosa coli (APC): *Gene 361 (2005) 1-12*
M. Sieber, Ian P. Tomlinson e Hanan Lamlum, The adenomatous polyposis coli (APC) tumor suppressor- genetics, function and disease: *Molecular Medicine Today, dezembro de 2000 (Vol. 6)462-469.*
W. Chang, K. A. Mangold, Jean, T.C Yuan, S. Chang. Alterações do gene da polipose adenomatosa coli (APC) no carcinoma de células escamosas oral. *J Oral Maxillofac. Surg. 2000; 29: 223-226*
Reiko Tsuchiya, Gou Yamamoto, Yuuki Nagoshi, Tadateru Aida, Tarou Irie, Tetsuhiko Tachikawa, Expressão da polipose adenomatosa coli (APC) na tumorigénese do carcinoma oral de células escamosas humano: *Oral Oncology (2004) 40 932-940*
Yuuji Nakahara,Satoru Shintani, Mariko Mihara, Akihisa Kiyota, Yoshiya Ueyama, Tomohiro Matsumura, Alterações de Rb, p16ink4a e Cyclin D1 na tumorigénese de carcinomas orais de células escamosas: *Cancer Letters 160 (2000) 3±8*
Bettendorf, J. Piffko, A. Bankfalvi. Factores prognósticos e preditivos no cancro oral de células escamosas: ferramentas importantes para o planeamento de uma terapia individual. *Oral Oncology (2004) 40 110-119.*
Z.P. Pavelic, M. Lasmar, Pavelic, C. Sorensen, P.J. Stambrook, N. Zimmermann e J.L. Gluckman, Ausência do produto do gene do retinoblastoma no carcinoma primário da cavidade oral humana, *Cancer Vol. 32b, No. 5, Pp. 347-351, 1996.*
Judit A. Nemes, Levente Deli, Zoltan Nemes e Ildiko J. Marton, Expression of p16ink4a, p53, and Rb proteins are independent from the presence of human papillomavirus genes in oral squamous cell carcinoma: *Oral Surg Oral Med Oral Pathol Oral Radiol Endod 2006;102:344-52*
G. Sarkar, N. Nath, N.K. Shukla e R. Ralhan. Glutathione S-transferase n expression in matched human normal and malignant oral mucosa. *Oral Oncology, Vol. 33, No. 2, Pp. 74-81, 1997.*
Jagat Singh, Anjali Sharma, S.P.S. Yadav e Harbans Lal, Serum gamma glutamyl transpeptidase in head and neck cancer. *Clinica Chimica Ata, 203 (1991) 375-378.*
D. Mock, B. Whitestone e J. Freeman, Gamma-glutamyl transpeptidase activity in human oral squamous cell carcinoma. *Oral Surg. Oral Med. Oral Pathol. 1987; 64:197-201.*
A. Kosunen, R. Pirinen, K. Ropponen, M. Pukkila, J. Kellokoski, J. Virtaniemi, R. Sironen, M. Juhola, E. Kumpulainen, R. Johansson, J. Nuutinen, V.M. Kosma. Cd44 expression and its relationship with MMP-9, clinicopathological factors and survival in oral squamous cell carcinoma: *Oral Oncology (2007) 43, 51- 59.*
Victor Alonso De La Pen Pedro Diz Dios Rafael Tojo Sierra. Relação entre a atividade da lactato desidrogenase na saliva e o estado de saúde oral. *Archives Of Oral Biology52 (2007) 911 - 915.*
Svetlana Kondratiev, Douglas R. Gnepp, Evgeny Yakirevich, Edmond Sabo, Donald J. Annino. Elie Rebeiz, Nora V. Laver, Expressão e papel prognóstico das metaloproteinases da matriz MMP2, MMP9, MMP13 e MMP14 em melanomas malignos sinonasais e orais. *Patologia Humana (2008) 39, 337-343.*
Juan Carlos De Vicente, Manuel Florentino Fresno, Lucas Villalain, Jose Antonio Vega, Gonzalo Hernandez Vallejo, Expressão e significado clínico da metaloproteinase-2 e da metaloproteinase-9 da matriz no carcinoma espinocelular oral. *Oral Oncology (2005) 41, 283-293.*
Finn Edler Von Eyben, Ole Blaabjerg, Ebbe Lindegaard Madsen, Per Hyltoft Petersen, Christian Smith-Sivertsen e Bo Gullberg A isoenzima 1 da desidrogenase láctica sérica e o volume do tumor são indicadores da resposta ao tratamento e preditores do prognóstico em tumores metastáticos de células germinativas testiculares. *Eur J Cancer, Vol. 28, No. 2/3, Pp. 410-415, 1992.*

Hans H. Wandall, Sally Dabelsteen, Jens Ahm SOrensen, Annelise Krogdahl, Ulla Mandel, Erik Dabelsteen Base molecular para a presença de fibronectina onco-fetal glicosilada em carcinomas orais: a produção de fibronectina onco-fetal glicosilada por células de carcinoma. *Oral Oncology (2007) 143, 301-309.*
A. J. Mighell, J. Thompson, W. J. Hume, A. F. Markham e P. A. Robinson, Investigation of fibronectin Mrna isoforms in malignant, normal and reactive oral mucosa. *Oral Oncology 155-162, 1997.*
Gertraud Orend, Ruth Chiquet-Ehrismann Sinalização induzida pela tenascina-c no cancro *Cancer Letters 244 (2006) 143-163.*
P.F. Perdigao, R.S. Gomez, F.J.G.S. Pimenta, L. De Marcom Mutações no gene da ameloblastina (ambn) associadas a tumores odontogénicos epiteliais. *Oral Oncology (2004) 40 841-846.*
Javier Caton, Pablo Bringas Jr., Margarita Zeichner-David. Aumentar a formação do esmalte através da indução da expressão de genes específicos de mineralização do esmalte. *Arquivos de Biologia Oral (2005) 50, 123-129*
Olga Bovopoulou, Alexandra Sklavounou e George Laskaris. Perda de antigénios de substâncias intercelulares na hiperqueratose oral, displasia epitelial e carcinoma de células escamosas. *Oral Surg. Oral Med. Oral Pathol.648-654, 198.*
Yukihiro Tatemoto, Munehisa Saka, Takahumi Tanimura e Masahiko Morid. Immunohistochemical observations on binding of monoclonal antibody to epithelial membrane antigen in epithelial tumors of the oral cavity and skin, *Oral Surc Oral Med Oral Pathol 1987;64:721-6.*
A. M. Loyola, S. O. M. De Sousa, N. S. Arafljo, V. C. Arafijo. Estudo da diferenciação do carcinoma mucoepidermóide de glândula salivar menor com base na expressão imuno-histoquímica de citoqueratinas, vimentina e actina músculo-específica. *Oncologia Oral 1998, 112-118*
Fumihiro Tanaka, Yosuke Otake, Kazuhiro Yanagihara, Yozo Kawano, Ryo Miyahara, Mio Li, Shinya Ishikawa, Hiromi Wada. Correlação entre o índice apoptótico e a angiogénese no cancro do pulmão de células não pequenas: comparação entre CD105 e CD34 como marcador de angiogénese. *Lung Cancer 2003, 289-/296*
D Kademani, Jason T. Lewis, D Lamb, David J. Rallis e J Harrington. Angiogénese e expressão de CD34 como fator de previsão de recorrência no carcinoma oral de células escamosas. *J Oral Maxillofac Surg: 1800-1805, 2009.*
Naho Atsumi, Genichiro Ishii, Motohiro Kojima, Masaru Sanada, Satoshi Fujii, Atsushi Ochiai. Podoplanin, um novo marcador de células iniciadoras de tumores no carcinoma de células escamosas humano. *Biochemical and Biophysical Research Communications 2008, 36-41.*
I. Salama, P.S. Malone, F. Mihaimeed, J.L. Jones. Uma revisão da proteína s100 no cancro. *EJSO 2008, 357-364.*
Sen Tien Tsai, Ying Tai Jin, Wan Chi Tsai, Shan Tair Wang, Yen Chun Lin, Mei Tzu Chang, Li Wha Wu. S100a2, um potencial marcador de recorrência precoce no cancro oral em fase inicial. *Oral Oncology 2005, 349-357.*
Gary L. Ellis, John M. Langloss e Franz M. Enzinger. Coexpressão de queratina e desmina em um carcinossarcoma envolvendo o rebordo alveolar maxilar. *Oral Surc. Oral Med. Oral Pathol.410-416, 1985.*
Victoria L. Woo, Tawfiqul Bhuiya e Robert Kelsch. Assessment of CD43 expression in adenoid cystic carcinomas, polymorphous low-grade adenocarcinomas, and monomorphic adenomas. *Oral Surg Oral Med Oral Pathol Oral Radiol Endod 2006; 495-500.*
C.Chim T, A.C.L. Chanb, Liang Raymonda. Linfoma anaplásico de células grandes primário CD30-positivo do lábio. *Oral Oncology (1998) 313-3 15.*
P.K. Tsantoulis, N.G. Kastrinakis, A.D. Tourvas, G. Laskaris, V.G. Gorgoulis. Avanços

na biologia do cancro oral. *Oral Oncology (2007) 523- 534.*
A.Ramburan e D.Govender. Cadherins and catenins in pathology (Caderinas e cateninas em patologia). *Current Diagnostic Pathology (2002) 305-317.*
Isaac P. Witz. O envolvimento das selectinas e dos seus ligandos na progressão tumoral. *Immunology Letters (2006) 89-93.*
Fabio Ramoa Pires, Ie-Ming Shih, Danyel Elias Da Cruz Perez, Oslei Paes De Almeida, Luiz Paulo Kowalski. Expressão de Mel-CAM (CD146) em carcinoma mucoepidermóide de parótida. *Oral Oncology 2003, 277-281.*
C.M. Francea, M.M.M. Jaeger, R.G. Jaeger, N.S. Arauajo. O papel das proteínas da membrana basal na expressão da molécula de adesão celular neural (N-CAM) numa linha celular de carcinoma adenoide cístico. *Oral Oncology 2000, 248±252.*
Jian-Hong Zhou, Feng Ye, Huai-Zeng Chen, Cai-Yun Zhou, Wei-Guo Lu, Xing Xie. Expressão alterada de moléculas de membrana celular de HLA-DR, HLA-G e CD99 em neoplasias intra-epiteliais cervicais e carcinoma invasivo de células escamosas. *Life Sciences (2006) 2643 - 2649.*
G. J. Thomas, J. Jones e P. M. Speight. Integrins and Oral Cancer (Integrinas e cancro oral). *Oral Oncology, 381-388, 1997.*
Adrian T. Williams, Martin J. Shearer, Joyce Oyeyi, Robin G. Aitchison, Adrian C. e Stephen A. Schey. Serum osteocalcin in the management of myeloma. *Eur J Cancer, 140-142, 1993.*
L. Lisa M. Neradilova,N. Tomasov M. Soutorova e J. Zimak. Osteocalcina na hiperplasia adrenal congénita. *Bone 5749; 1995.*
B. Xiao, J. Guo, Y. Lou, D. Meng, W. Zhao, L. Zhang, C. Yan, D. Wang. Inibição do crescimento e aumento da atividade da fosfatase alcalina em células de cancro oral humano em cultura pelo ácido all-trans retinóico. *Int. J. Oral Maxillofac. Surg. 2006: 643-648.*
Q. Gao, W. Tong, J. S. Luria, Z. Wang, B. Nussenbaum, P. H. Krebsbach. Effects of bone morphogenetic protein-2 on proliferation and angiogenesis in oral squamous cell carcinoma. *Int. J. Oral Maxillofac. Surg. 2010; 266-271.*
H. Kaneko, T. Arakawa, H. Mano, T. Kaneda, A. Ogasawara, M. Nakagawa,Y. Toyama, Y. Yabe, M. Kumegawa e Y. Hakeda. Direct stimulation of osteoclastic bone resorption by bone morphogenetic protein (BMP)-2 and expression of BMP receptors in mature osteoclasts. *Bone 2000:479-486.*
L. Zhao, S. Yang, G.Q. Zhou, Yang, D. Ji, G. Sabatakos, T. Zhu. A regulação negativa do inibidor da proteína quinase dependente de Camp é necessária para a diferenciação osteoblástica induzida por BMP-2. *The International Journal of Biochemistry & Cell Biology (2006) 2064-2073.*
Weibiao Huang, George H. Rudkin, Brian Carlsen, Kenji Ishida, Peyman Ghasri, Bardia Anvar, Dean T. Yamaguchi e Timothy A. Miller. Overexpression of BMP-2 modulates morphology, growth and gene expression in osteoblastic cells. *Experimental Cell Research, 226-234:2002.*
Hideo, Shikata, Makoto Noguch, Nobuo Utsumi, Koyu Suzuki, Hisash, Toshika Toshio Shikata, Shiro Iino e Kazuyuki Hirano, Investigação da imunoperoxidase da isoenzima regan da fosfatase alcalina em carcinomas do seio maxilar. *Oral Surc. Oral Med. Oral Pathol. 356-361, 1985*

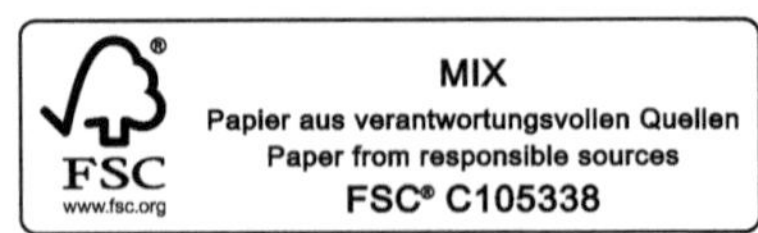

Printed by Books on Demand GmbH, Norderstedt / Germany